阅读成就思想……

Read to Achieve

治愈系心理学系列

The CBT Art Workbook

情绪彩虹书

CBT 艺术疗愈完全手册

CBT 基础

[英] 珍妮弗·格斯特 (Jennifer Guest) 著

王建平 殷炜珍 岳宗璞 译

中国人民大学出版社
·北京·

图书在版编目（CIP）数据

情绪彩虹书：CBT艺术疗愈完全手册. 1，CBT基础 /
（英）珍妮弗·格斯特（Jennifer Guest）著；王建平，
殷炜珍，岳宗璞译. -- 北京：中国人民大学出版社，
2022.1
ISBN 978-7-300-30002-3

Ⅰ. ①情… Ⅱ. ①珍… ②王… ③殷… ④岳… Ⅲ.
①认知－行为治疗 Ⅳ. ①R749.055

中国版本图书馆CIP数据核字（2021）第221699号

情绪彩虹书：CBT艺术疗愈完全手册·CBT基础

［英］珍妮弗·格斯特（Jennifer Guest）　著

王建平　殷炜珍　岳宗璞　译

Qingxu Caihongshu：CBT Yishu Liaoyu Wanquan Shouce·CBT Jichu

出版发行	中国人民大学出版社	
社　　址	北京中关村大街 31 号	**邮政编码**　100080
电　　话	010-62511242（总编室）	010-62511770（质管部）
	010-82501766（邮购部）	010-62514148（门市部）
	010-62515195（发行公司）	010-62515275（盗版举报）
网　　址	http：//www.crup.com.cn	
经　　销	新华书店	
印　　刷	天津中印联印务有限公司	
开　　本	890 mm×1240 mm　1/32	**版　次**　2022 年 1 月第 1 版
印　　张	3　插页 1	**印　次**　2024 年 12 月第 3 次印刷
字　　数	36 000	**定　价**　175.00 元（全六册）

本书赞誉

（以下专家赞誉按姓氏笔画排序）

　　这套书提供的资源非常丰富，不但针对抑郁、焦虑、愤怒和压力情绪编写了独立的分册，而且针对认知、情绪、行为和生理反应等方面精心设计了系统的练习，方便读者在不同的情景和时间按需随时使用。我会邀请我的来访者一起使用这套书，也很乐意将它推荐给其他临床工作者。

李占江

首都医科大学临床心理学系主任、教授

首都医科大学附属北京安定医院副院长、主任医师

中国心理卫生协会常务理事、认知行为治疗专委会主任委员

　　王建平教授领衔翻译了很多认知行为治疗（CBT）书籍，为我们系统学习掌握 CBT 提供了阅读盛宴。《情绪彩虹书：CBT 艺术疗愈完全手册》是她的又一翻译力作，这套书结合独特的美学设计和涂鸦、涂色、写作或记日记等艺术疗愈方法，赋予经典的 CBT 以全新的样貌，让陷入负性情绪困扰的人们在

阅读此书进行心理自助练习时也能体验到一种沉浸其中的享受和乐趣，让心理学专业人员阅读此书后在帮助来访者的过程中思路开阔。我特别推荐大家阅读此书！

李献云

北京大学回龙观临床医学院、北京回龙观医院临床三科主任、

主任医师

中国心理卫生协会危机干预专业委员会副主任委员

中华预防医学会精神卫生分会、伤害预防与控制分会常务委员

中国心理学会临床心理学注册工作委员会注册督导师

《精神障碍的认知行为治疗：总论》一书作者

这套书虽然是以认知行为疗法的原则为基础，但我认为它对各种理论取向的咨询师和治疗师都非常有吸引力，也相当实用。书中没有长篇大论，而是通过精心设计的练习不断在邀请人们去尝试，去创作，去记录，去思考。行动起来，才能发现乌云背后藏着的彩虹！

杨凤池

首都医科大学临床心理学系学术委员会主任、教授、博士生导师

北京心理卫生协会名誉理事长

中国心理卫生协会咨询师专业委员会名誉主任委员

全国心理卫生学科首席科学传播专家

将 CBT 的核心理念以清晰简洁的方式传达给读者，将 CBT 常用的练习与艺术疗愈巧妙结合，并配以富有美感的艺术

设计，这套书做到了。感谢王建平老师团队的翻译工作，为国内心理临床工作者的工具箱中又增添了一项难得的资源。

张岚

四川大学华西医院心理卫生中心教授、临床心理部负责人

中国心理卫生学会认知行为治疗分会副主任委员

德中心理研究院中方副主席

　　在表达内心的情感和体验时，语言和文字往往是苍白和受限的，但任何年龄和背景的人都可以使用艺术来进行有力且有效的自我表达，艺术奇妙的情感疗愈能力能让每个人受益。《情绪彩虹书：CBT艺术疗愈完全手册》成功结合了认知行为疗法与艺术疗愈练习，推荐给每一位希望在艺术中重新找到力量的朋友。

赖念华

台北教育大学心理与资商系教授

台湾心理剧学会理事长

艺术治疗师

　　本书将认知行为疗法与艺术疗愈有机结合，以图文并茂的形式呈现专业技术，设置了充实的自助练习内容，可以成为基层心理服务人员开展工作的重要工具，融入到心理讲座、工作坊、读书会等基层心理科普活动中，从而更好地提升公众心理科学素养与自助能力。

全国心理服务基层协作网

认知行为治疗（CBT）是目前科学证据最多、疗效最确切的心理疗法，也是我们的线上心理健身房中，备受 3 万人欢迎的强效情绪压力改善工具之一。CBT 以理性著称，这套《情绪彩虹书：CBT 艺术疗愈完全手册》用艺术传达了 CBT 的精髓，适合每个想了解情绪的人。更重要的是，你可以按照书中的指引，打开一个新世界：直面自己的负面情绪是勇敢的，探索情绪传递的信号和背后的想法也是有趣的。

"暂停实验室"主创团队

译者序

‖‖‖‖‖‖‖‖‖‖‖‖‖‖‖‖‖‖‖‖‖‖‖‖‖‖‖

认知行为疗法（cognitive-behavioral therapy，CBT）始终在发展和进步中，无论是其内涵，还是其外延。

从内涵上看，CBT 的理论在扩容，从一般性的认知模型及行为模型大框架，拓展并融入了以接纳、正念为基础的第三潮流。同时，针对特定领域与问题的专病模型，跨诊断的模块化视角，以及聚焦过程的 CBT 视角，都在反映着这个大家庭的生生不息，蓬勃与繁茂。

从外延上说，CBT 对于源自其他取向的技术方法，一向秉持积极与谦逊的态度，这体现在当服务于不同主题及人群时，CBT 实务工作的形式不但丰富多样，而且也欢迎和鼓励这种多样性与创造力，旨在促进当事人 / 来访者积极主动地参与到这样的求助或自助活动之中，更好地发挥认知及行为模型的机制，更为贴合当事人 / 来访者的需求，促发并维持他们的积极改变。

所以 CBT 的开展形式，会充分考虑到当事人 / 来访者自己的特点、偏好及习惯，以来访者为中心。于是体验式的、艺术性的素材或活动与 CBT 相结合，这种尝试也就非常具有实务意义了。恰如这套《情绪彩虹书：CBT 艺术疗愈完全手册》，成功结合了 CBT 的治疗框架和富有创造性的艺术疗愈练习，以帮助读者理解和管理轻、中度的负面情绪症状，包括抑郁、焦虑、愤怒和压力。不论艺术技能高低，读者都可以通过涂鸦、涂色、写作或记日记等方式完成书中的练习，舒缓情绪，获得身心的疗愈。从心理自助的角度来看，这些素材是读者可以自己把握节奏，结合兴趣与娱乐性，放在手边，便于使用的资源。而对于心理咨询师和／或治疗师而言，这套素材又丰富了临床工作的工具库，让咨询师在考虑如何介绍认知行为模型、进行心理教育及安排咨询内外的练习时，又多了更多可用的选项。有时这种具有创造性的结合，看似不起眼，但在实务工作中，完全可以说是又增加了一条通向罗马的路径——有助于来访者先参与进来，然后，才可能发生积极的改变——这也是所有实务工作者们的共识与追求。因此，本套书作为专业人士的辅助工具，也是一种难得且有益的资源。

本套书的翻译工作主要由我实验室的学生及一起合作过的同学们来共同完成的：殷炜珍翻译了"应对抑郁""应对愤怒"以及"CBT 基础"分册；岳宗璞翻译了"应对焦虑""应对压力"以及"CBT 基础"分册；尤芊淳翻译了"创造性练习集"分册。几位年轻人的工作都非常出色，干劲十足，她们也在各自的领域实践着助人工作。同时，我还邀请了自己 CBT 培训及督导团队的讲师辛挺翔参与到审校工作之中，他从受众及实务工作的角度考虑，针对语言的灵活性、措辞的适宜性提出了很多很好的意见。我们在探讨之后，进行了整体的把握与修改，希望可以兼顾到不同的读者人群，在专业性和可读性上做好平衡。

最后，也要感谢中国人民大学出版社商业新知事业部的编辑张亚捷老师与杜晓雅老师，没有你们的努力，这套书可能不会问世；感谢贡献时间试读并为本套书做推荐语的各位专家老师；还有我们亲爱的读者朋友们，无论你是一般读者还是专业人士，感谢这套书让我们有机会结缘，让我们在积极改变、成为更好自己的道路上，一起携手同行！

欢迎大家随时反馈阅读体会，或就书中可能出现的疏漏与不足之处，给予提醒和指正。我的邮箱是：wjphh@bnu.edu.cn。

再次诚挚地感谢大家！

王建平

2021 年 10 月 29 日于北京师范大学

关于本书

||||||||||||||||||||||||||||||||

对于那些经历着轻、中度情绪问题的人来说，本书提供了一个机会，帮助他们学习运用认知行为疗法（CBT）取向的工具，管理和应对抑郁、焦虑、愤怒和压力等消极情绪。多年来，我与许多经受情绪问题的来访者工作过，发现CBT既有助于缓解消极情绪导致的症状，也有助于来访者学会管理这些症状的方法，效果斐然。在此，我很荣幸地与大家分享这些内容，我也真诚地希望本书对你的生活和幸福有积极的影响。

本书可以独立使用，也可以与治疗结合使用。因为你可能从认知行为治疗会谈中获益，所以本书不能替代治疗本身。如果你在使用本书的过程中，经历了任何预期之外或难以承受的情绪反应，或者症状有所加重，请确保自己是可以获得专业支持的。使用本书时，你可以有选择地关注与自己最相关的内容，也可以通读全书。

最后，我要对我所有的来访者和同事们表达由衷的感谢，正是他们多年来对我的帮助，本书才得以成形。对那些奉献自己的毕生精力，致力于帮助人们体验更快乐、更健康、更平和的生活的理论工作者，我心存感激。有些练习是我根据理论工作者的研究成果设计的，我均在文中标明了出处；还有一些练习是根据我多年前偶然发现的治疗技术设计的，我很遗憾自己已经标注不出具体的出处了。但只要知道练习的出处，我就一定会说明。我还要感谢杰西卡·金斯利出版公司（Jessica Kingsley Publishers）所有参与人员的支持和投入。

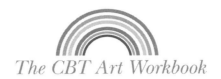

The CBT Art Workbook

目录

||||||||||||||||||||||||||||||||

CBT 与艺术疗愈　　　/ 001

理解你的情绪　　　　/ 007

什么是 CBT　　　　　/ 054

记录你的感受　　　　/ 075

CBT 与艺术疗愈

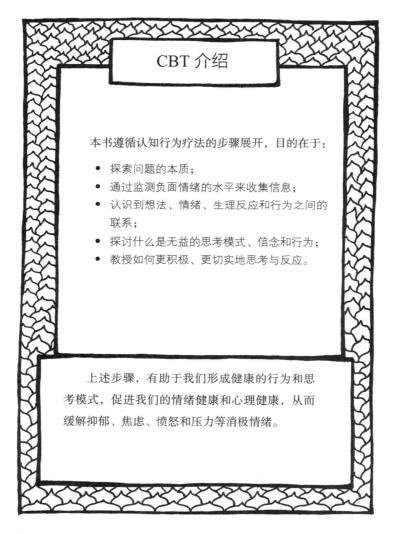

CBT 介绍

本书遵循认知行为疗法的步骤展开，目的在于：

- 探索问题的本质；
- 通过监测负面情绪的水平来收集信息；
- 认识到想法、情绪、生理反应和行为之间的联系；
- 探讨什么是无益的思考模式、信念和行为；
- 教授如何更积极、更切实地思考与反应。

上述步骤，有助于我们形成健康的行为和思考模式，促进我们的情绪健康和心理健康，从而缓解抑郁、焦虑、愤怒和压力等消极情绪。

证据

洛德·莱亚德（Lord Layard）于 2006 发表了一份很有影响力的报告。报告对社会中上升的焦虑和痛苦水平表示担忧，并认为来自科学实验的大量证据显示 CBT 对减少焦虑是有效的。他也"非常积极地看待 CBT 的作用，将之作为一种解决和减少当下社会中高水平抑郁的方法"。

NICE 指南

英国国家卫生与保健优选研究所（The National Institute for Health and Care Excellence，NICE）建议对成人轻度抑郁、焦虑和强迫症使用的心理疗法包括：

- 轻度抑郁使用自助疗法和短程 CBT；
- 焦虑使用 CBT 和自助疗法；
- 强迫症使用有指导的自助疗法和 CBT。

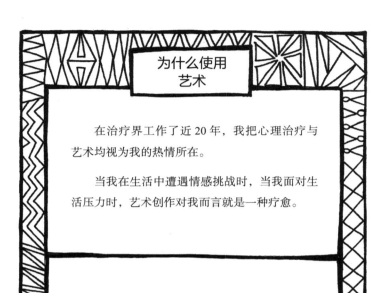

为什么使用艺术

　　在治疗界工作了近 20 年，我把心理治疗与艺术均视为我的热情所在。

　　当我在生活中遭遇情感挑战时，当我面对生活压力时，艺术创作对我而言就是一种疗愈。

　　我和很多来访者一起，见证了用艺术创作和视觉方法来表达与处理情绪的好处。至少，这是一种有助于放松的方式，而且在更深的层次上，它可以促进更深入的改变。所以，本书聚焦于我们如何运用创造力来应对和缓解轻、中度的消极情绪反应。

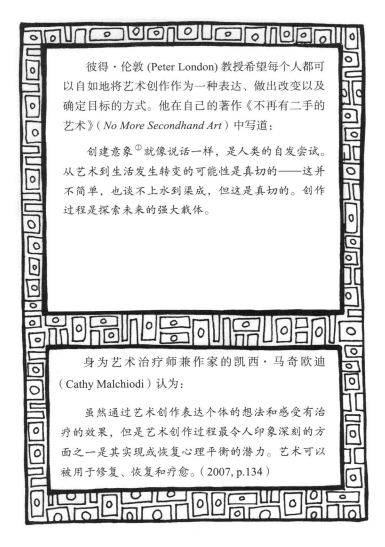

彼得·伦敦 (Peter London) 教授希望每个人都可以自如地将艺术创作作为一种表达、做出改变以及确定目标的方式。他在自己的著作《不再有二手的艺术》(*No More Secondhand Art*) 中写道：

创建意象[①]就像说话一样，是人类的自发尝试。从艺术到生活发生转变的可能性是真切的——这并不简单，也谈不上水到渠成，但这是真切的。创作过程是探索未来的强大载体。

身为艺术治疗师兼作家的凯西·马奇欧迪（Cathy Malchiodi）认为：

虽然通过艺术创作表达个体的想法和感受有治疗的效果，但是艺术创作过程最令人印象深刻的方面之一是其实现或恢复心理平衡的潜力。艺术可以被用于修复、恢复和疗愈。（2007, p.134）

[①] 创建意象，指先在头脑中想象一个画面，然后可以通过不同的艺术形式，如绘画、拼贴或雕塑等加以表现。——译者注

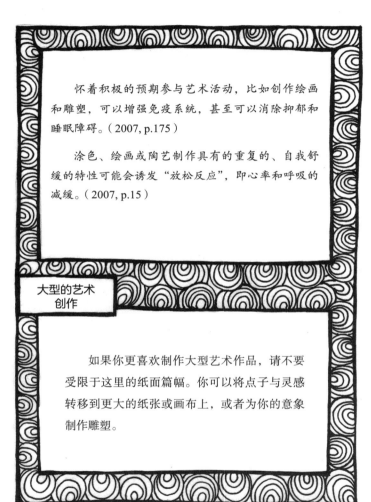

怀着积极的预期参与艺术活动，比如创作绘画和雕塑，可以增强免疫系统，甚至可以消除抑郁和睡眠障碍。（2007, p.175）

涂色、绘画或陶艺制作具有的重复的、自我舒缓的特性可能会诱发"放松反应"，即心率和呼吸的减缓。（2007, p.15）

大型的艺术创作

如果你更喜欢制作大型艺术作品，请不要受限于这里的纸面篇幅。你可以将点子与灵感转移到更大的纸张或画布上，或者为你的意象制作雕塑。

理解你的情绪

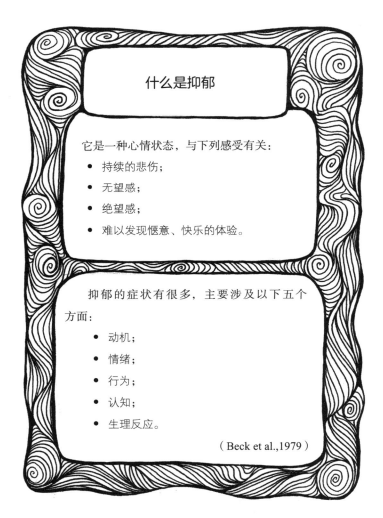

什么是抑郁

它是一种心情状态，与下列感受有关：

- 持续的悲伤；

- 无望感；

- 绝望感；

- 难以发现惬意、快乐的体验。

抑郁的症状有很多，主要涉及以下五个方面：

- 动机；

- 情绪；

- 行为；

- 认知；

- 生理反应。

（Beck et al.,1979）

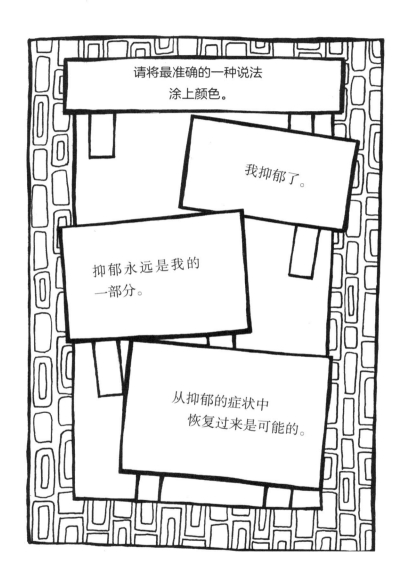

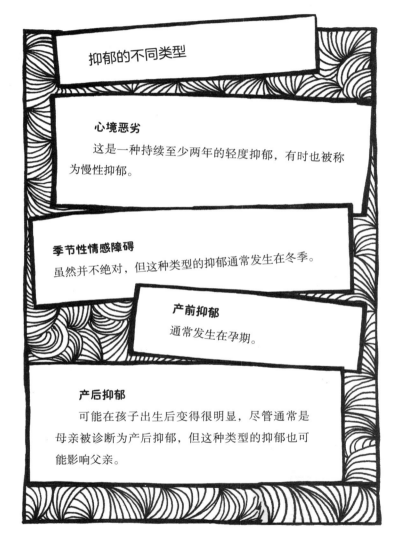

抑郁的不同类型

心境恶劣

这是一种持续至少两年的轻度抑郁，有时也被称为慢性抑郁。

季节性情感障碍

虽然并不绝对，但这种类型的抑郁通常发生在冬季。

产前抑郁

通常发生在孕期。

产后抑郁

可能在孩子出生后变得很明显，尽管通常是母亲被诊断为产后抑郁，但这种类型的抑郁也可能影响父亲。

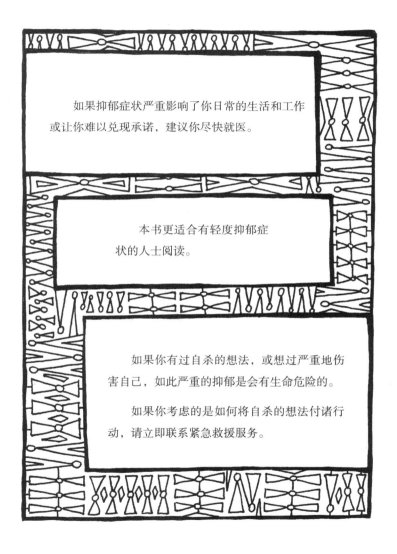

如果抑郁症状严重影响了你日常的生活和工作或让你难以兑现承诺，建议你尽快就医。

本书更适合有轻度抑郁症状的人士阅读。

如果你有过自杀的想法，或想过严重地伤害自己，如此严重的抑郁是会有生命危险的。

如果你考虑的是如何将自杀的想法付诸行动，请立即联系紧急救援服务。

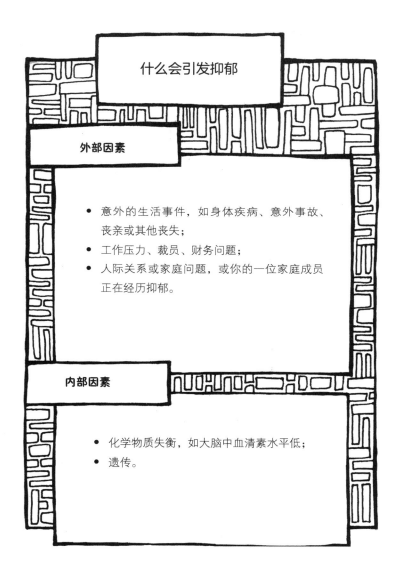

什么会引发抑郁

外部因素

- 意外的生活事件，如身体疾病、意外事故、丧亲或其他丧失；
- 工作压力、裁员、财务问题；
- 人际关系或家庭问题，或你的一位家庭成员正在经历抑郁。

内部因素

- 化学物质失衡，如大脑中血清素水平低；
- 遗传。

　　研究表明，相比经历过一个更大的创伤性事件，连续经历许多相对较小的挑战性事件，会对一个人造成更大的冲击，更容易引发抑郁。

　　童年期的困苦体验/经验，可能对你的自尊以及你应对困难情绪和情境的能力造成很大的影响。这可能会使你更无力应对生活中的起起落落，并在今后的人生中遭遇抑郁。

哀伤

　　哀伤是我们对于自己在生活中失去了某个人而做出的反应，这是一个自然的过程。哀伤通常会导致我们短期或长期的心情低落。如果急于在限定的时间内摆脱丧失的影响，反而常常会加重抑郁的症状。

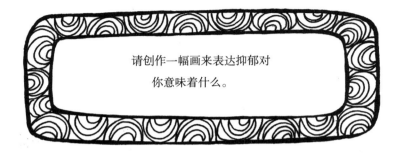

请创作一幅画来表达抑郁对
你意味着什么。

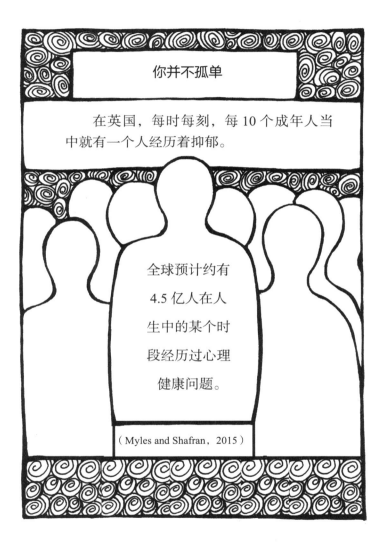

你并不孤单

在英国，每时每刻，每10个成年人当中就有一个人经历着抑郁。

全球预计约有4.5亿人在人生中的某个时段经历过心理健康问题。

（Myles and Shafran，2015）

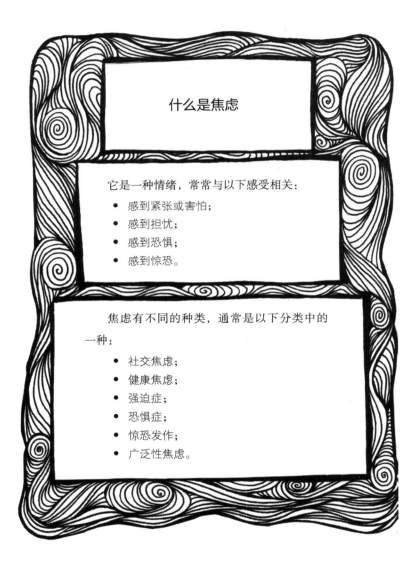

什么是焦虑

它是一种情绪，常常与以下感受相关：

- 感到紧张或害怕；
- 感到担忧；
- 感到恐惧；
- 感到惊恐。

焦虑有不同的种类，通常是以下分类中的一种：

- 社交焦虑；
- 健康焦虑；
- 强迫症；
- 恐惧症；
- 惊恐发作；
- 广泛性焦虑。

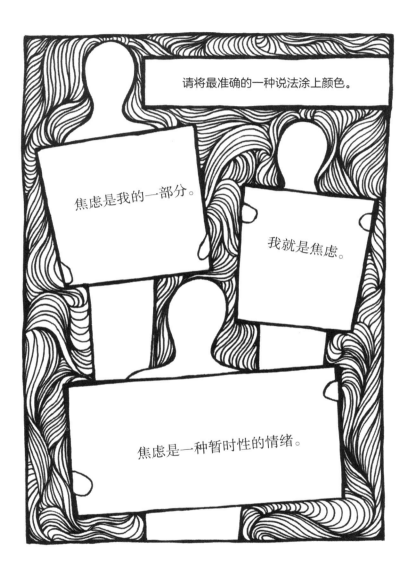

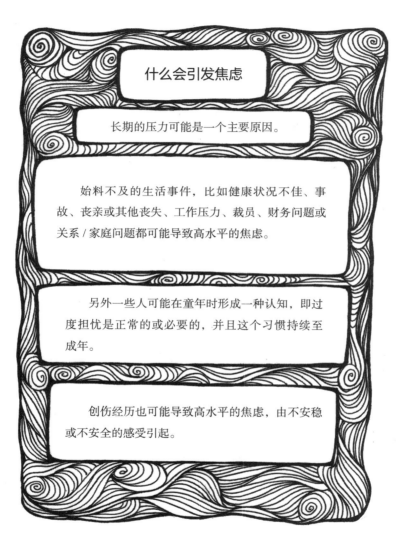

什么会引发焦虑

长期的压力可能是一个主要原因。

始料不及的生活事件，比如健康状况不佳、事故、丧亲或其他丧失、工作压力、裁员、财务问题或关系 / 家庭问题都可能导致高水平的焦虑。

另外一些人可能在童年时形成一种认知，即过度担忧是正常的或必要的，并且这个习惯持续至成年。

创伤经历也可能导致高水平的焦虑，由不安稳或不安全的感受引起。

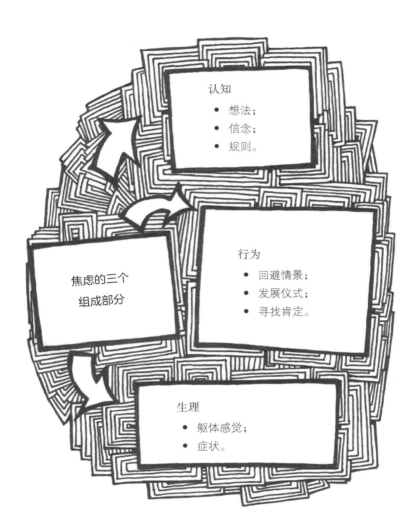

认知
- 想法；
- 信念；
- 规则。

焦虑的三个
组成部分

行为
- 回避情景；
- 发展仪式；
- 寻找肯定。

生理
- 躯体感觉；
- 症状。

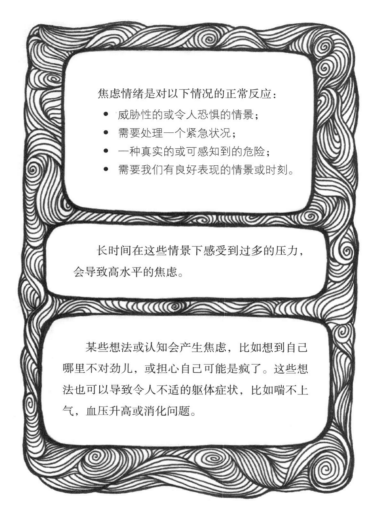

焦虑情绪是对以下情况的正常反应：
- 威胁性的或令人恐惧的情景；
- 需要处理一个紧急状况；
- 一种真实的或可感知到的危险；
- 需要我们有良好表现的情景或时刻。

长时间在这些情景下感受到过多的压力，会导致高水平的焦虑。

某些想法或认知会产生焦虑，比如想到自己哪里不对劲儿，或担心自己可能是疯了。这些想法也可以导致令人不适的躯体症状，比如喘不上气，血压升高或消化问题。

请在以下方框中涂上颜色，如果你……

发现自己常常想象最坏的情况。

有一个满是负面想法的大脑。

发现自己的睡眠被担忧影响。

有时受情绪影响会失去胃口，或觉得恶心。

发现自己比平时有更好的食欲。

感到比平时更加烦躁。

常常有恐惧感。

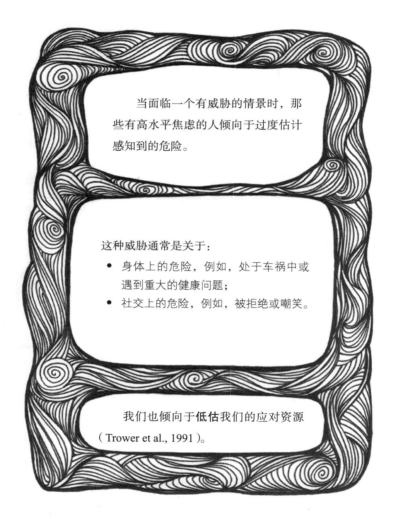

当面临一个有威胁的情景时，那些有高水平焦虑的人倾向于过度估计感知到的危险。

这种威胁通常是关于：

- 身体上的危险，例如，处于车祸中或遇到重大的健康问题；
- 社交上的危险，例如，被拒绝或嘲笑。

我们也倾向于**低估**我们的应对资源（Trower et al., 1991）。

什么是愤怒

愤怒是一种我们所有人都体验过的情绪。

如果你体验到的愤怒是这样的：

- 过于强烈；
- 持续太久；
- 过于频繁；
- 与情境不相称；
- 导致攻击性或暴力；

…………

那么，你的愤怒可能存在问题。

如果你想降低你所体验到的愤怒水平，并有效地管理它，那么本书正适合你！

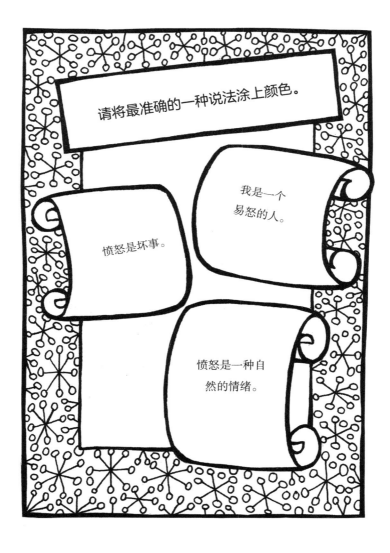

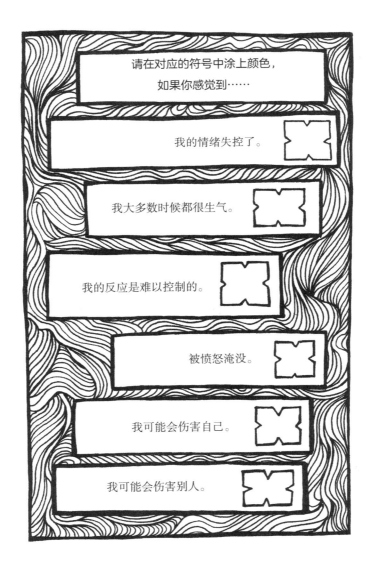

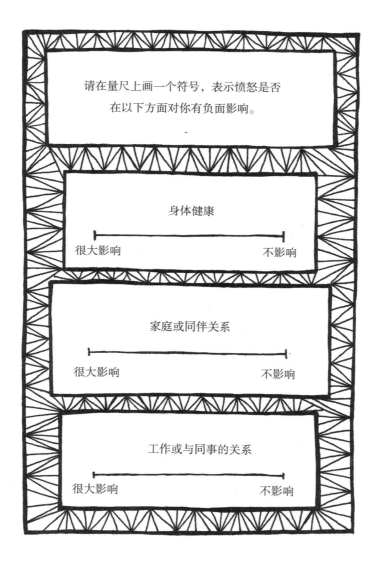

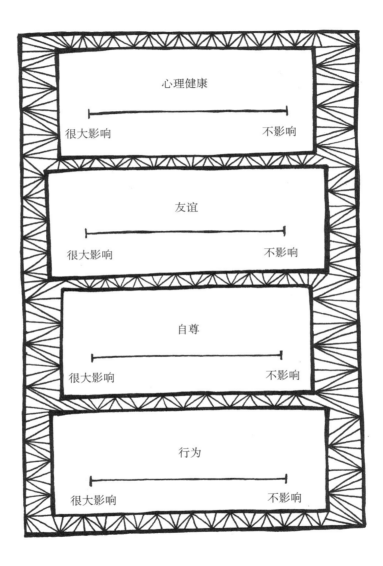

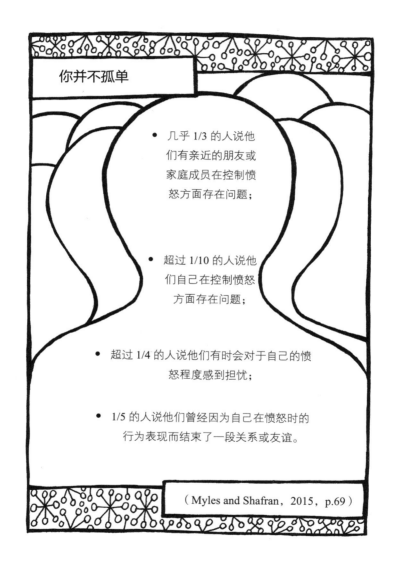

你并不孤单

- 几乎 1/3 的人说他们有亲近的朋友或家庭成员在控制愤怒方面存在问题；

- 超过 1/10 的人说他们自己在控制愤怒方面存在问题；

- 超过 1/4 的人说他们有时会对于自己的愤怒程度感到担忧；

- 1/5 的人说他们曾经因为自己在愤怒时的行为表现而结束了一段关系或友谊。

（Myles and Shafran，2015，p.69）

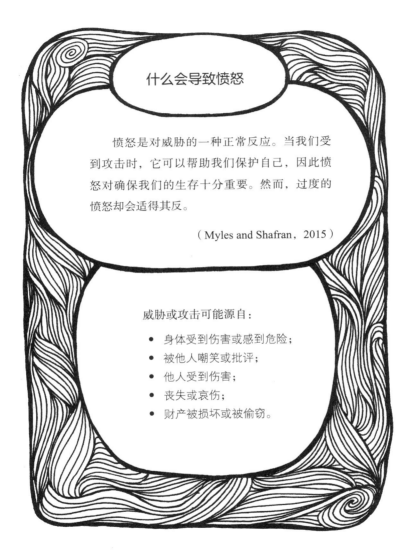

什么会导致愤怒

愤怒是对威胁的一种正常反应。当我们受到攻击时，它可以帮助我们保护自己，因此愤怒对确保我们的生存十分重要。然而，过度的愤怒却会适得其反。

（Myles and Shafran，2015）

威胁或攻击可能源自：

- 身体受到伤害或感到危险；
- 被他人嘲笑或批评；
- 他人受到伤害；
- 丧失或哀伤；
- 财产被损坏或被偷窃。

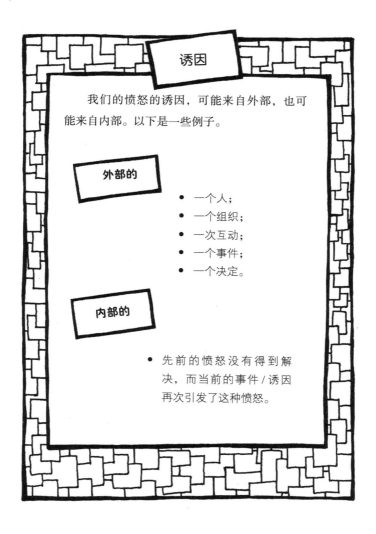

诱因

我们的愤怒的诱因，可能来自外部，也可能来自内部。以下是一些例子。

外部的

- 一个人；
- 一个组织；
- 一次互动；
- 一个事件；
- 一个决定。

内部的

- 先前的愤怒没有得到解决，而当前的事件／诱因再次引发了这种愤怒。

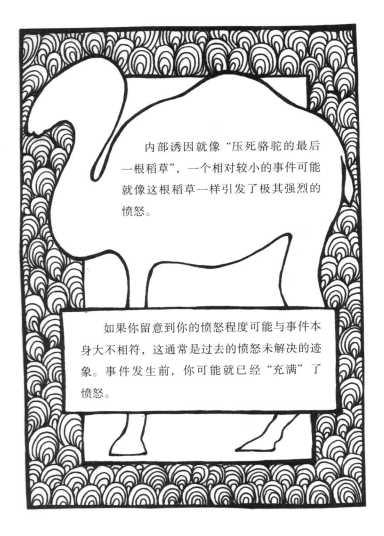

内部诱因就像"压死骆驼的最后一根稻草"，一个相对较小的事件可能就像这根稻草一样引发了极其强烈的愤怒。

如果你留意到你的愤怒程度可能与事件本身大不相符，这通常是过去的愤怒未解决的迹象。事件发生前，你可能就已经"充满"了愤怒。

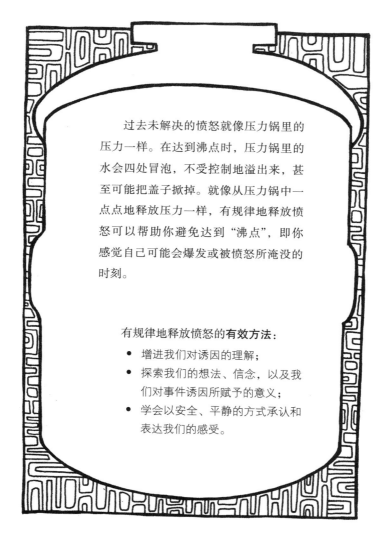

过去未解决的愤怒就像压力锅里的压力一样。在达到沸点时，压力锅里的水会四处冒泡，不受控制地溢出来，甚至可能把盖子掀掉。就像从压力锅中一点点地释放压力一样，有规律地释放愤怒可以帮助你避免达到"沸点"，即你感觉自己可能会爆发或被愤怒所淹没的时刻。

有规律地释放愤怒的**有效方法**：

- 增进我们对诱因的理解；
- 探索我们的想法、信念，以及我们对事件诱因所赋予的意义；
- 学会以安全、平静的方式承认和表达我们的感受。

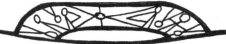

你是否觉得自己好像背着一大堆未平息的愤怒？

在下一页中，画一个大到足以带走这些愤怒的容器。

例如：

- 一个信封；
- 一个双肩背包；
- 一个回收箱；
- 一辆轿车；
- 一辆卡车；
- 一艘船。

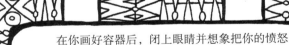

在你画好容器后，闭上眼睛并想象把你的愤怒放进这个容器。

想象这个容器往离你越来越远的方向移动，直到你再也看不见它。

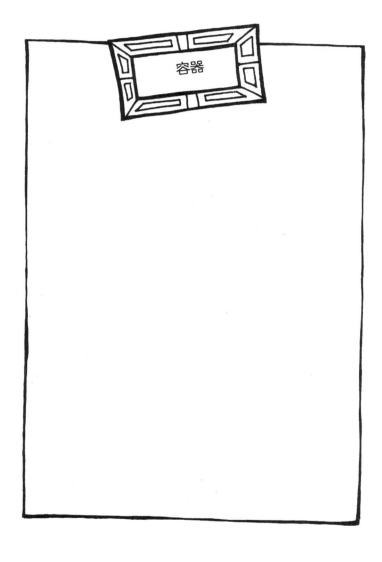

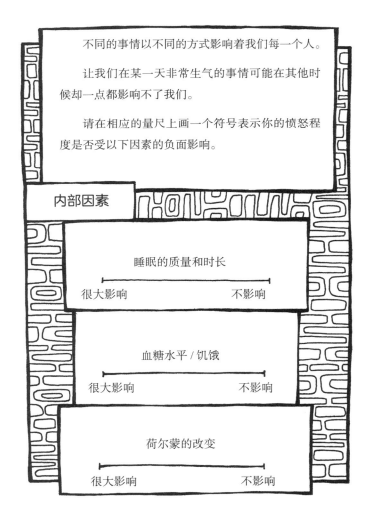

不同的事情以不同的方式影响着我们每一个人。

让我们在某一天非常生气的事情可能在其他时候却一点都影响不了我们。

请在相应的量尺上画一个符号表示你的愤怒程度是否受以下因素的负面影响。

内部因素

睡眠的质量和时长

很大影响　　　　　　　　　　不影响

血糖水平 / 饥饿

很大影响　　　　　　　　　　不影响

荷尔蒙的改变

很大影响　　　　　　　　　　不影响

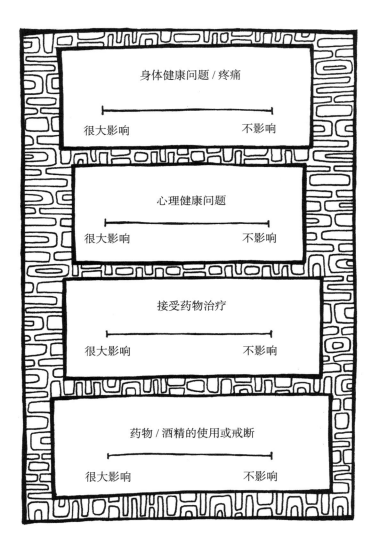

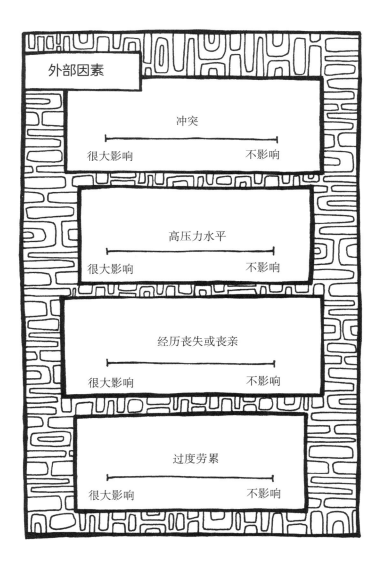

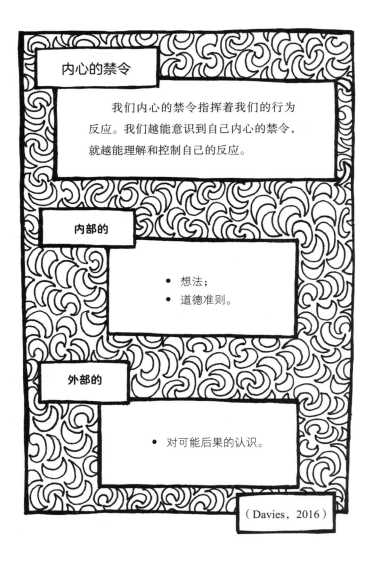

内心的禁令

我们内心的禁令指挥着我们的行为反应。我们越能意识到自己内心的禁令，就越能理解和控制自己的反应。

内部的

- 想法；
- 道德准则。

外部的

- 对可能后果的认识。

（Davies，2016）

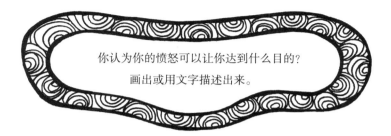

你认为你的愤怒可以让你达到什么目的?
画出或用文字描述出来。

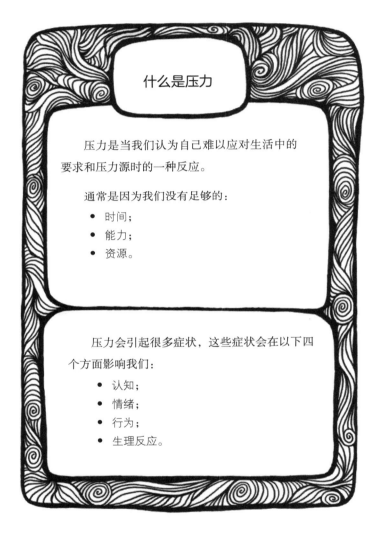

什么是压力

压力是当我们认为自己难以应对生活中的要求和压力源时的一种反应。

通常是因为我们没有足够的：

- 时间；
- 能力；
- 资源。

压力会引起很多症状，这些症状会在以下四个方面影响我们：

- 认知；
- 情绪；
- 行为；
- 生理反应。

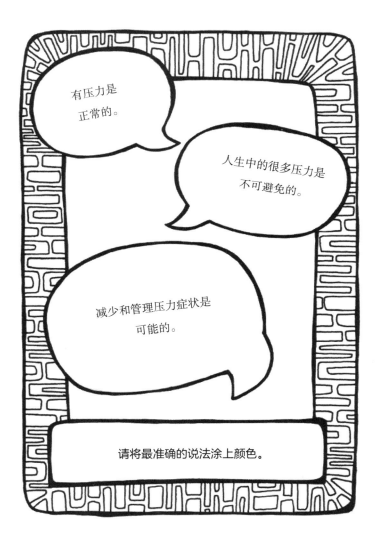

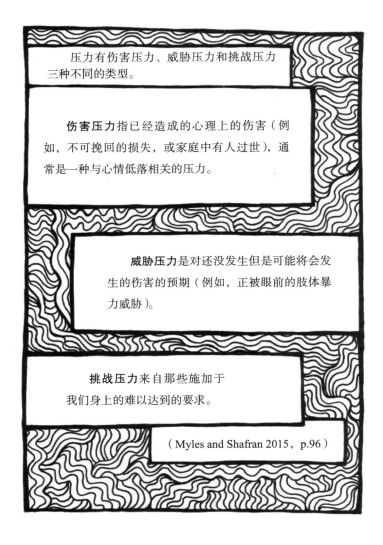

压力有伤害压力、威胁压力和挑战压力三种不同的类型。

伤害压力指已经造成的心理上的伤害（例如，不可挽回的损失，或家庭中有人过世），通常是一种与心情低落相关的压力。

威胁压力是对还没发生但是可能将会发生的伤害的预期（例如，正被眼前的肢体暴力威胁）。

挑战压力来自那些施加于我们身上的难以达到的要求。

（Myles and Shafran 2015，p.96）

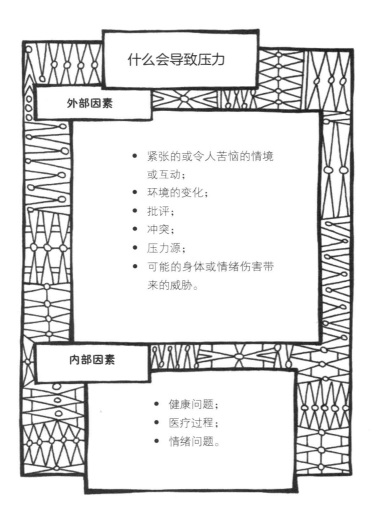

什么会导致压力

外部因素

- 紧张的或令人苦恼的情境或互动；
- 环境的变化；
- 批评；
- 冲突；
- 压力源；
- 可能的身体或情绪伤害带来的威胁。

内部因素

- 健康问题；
- 医疗过程；
- 情绪问题。

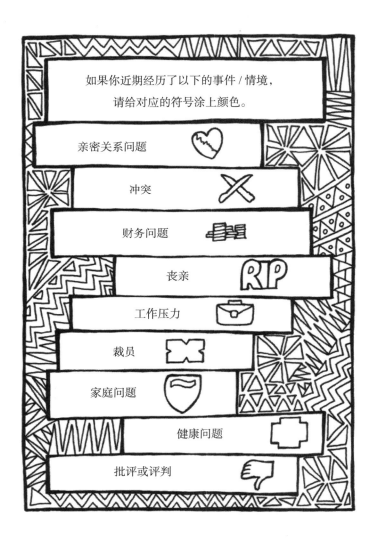

如果你近期经历了以下的事件 / 情境，
请给对应的符号涂上颜色。

亲密关系问题

冲突

财务问题

丧亲

工作压力

裁员

家庭问题

健康问题

批评或评判

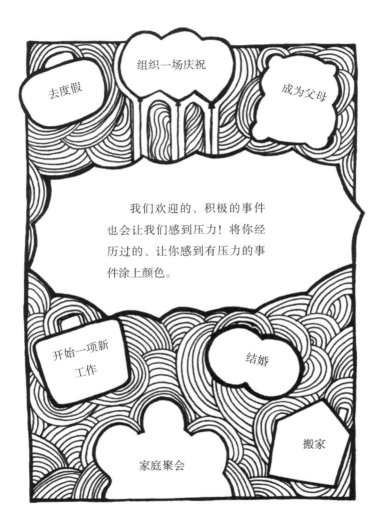

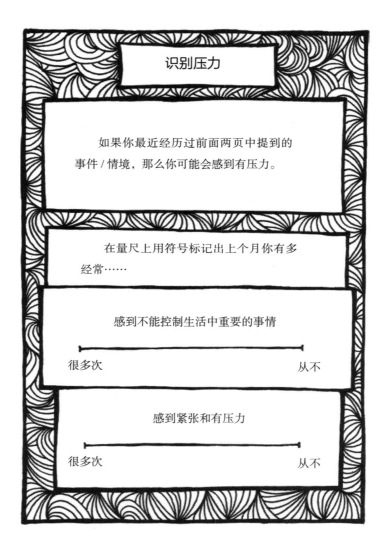

识别压力

如果你最近经历过前面两页中提到的
事件 / 情境，那么你可能会感到有压力。

在量尺上用符号标记出上个月你有多
经常……

感到不能控制生活中重要的事情

很多次　　　　　　　　　　　　　　从不

感到紧张和有压力

很多次　　　　　　　　　　　　　　从不

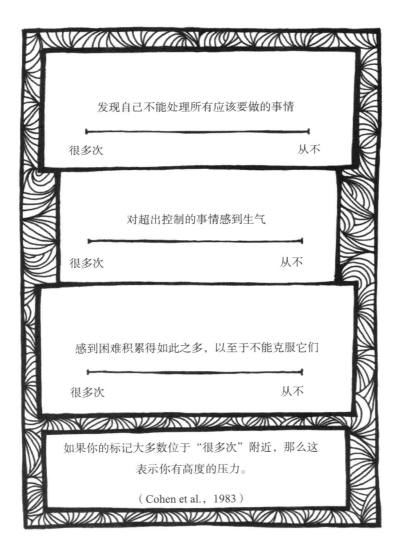

发现自己不能处理所有应该要做的事情

很多次　　　　　　　　　　　　　　从不

对超出控制的事情感到生气

很多次　　　　　　　　　　　　　　从不

感到困难积累得如此之多，以至于不能克服它们

很多次　　　　　　　　　　　　　　从不

如果你的标记大多数位于"很多次"附近，那么这表示你有高度的压力。

（Cohen et al.，1983）

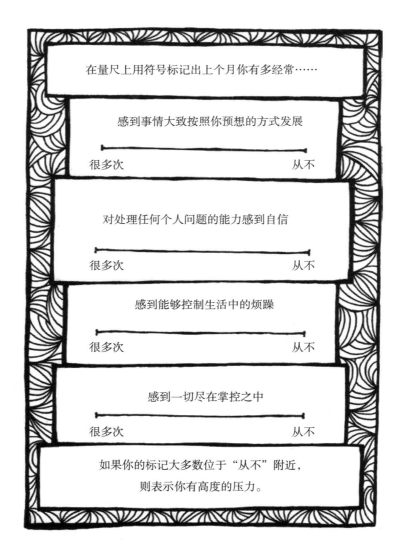

在量尺上用符号标记出上个月你有多经常……

感到事情大致按照你预想的方式发展

很多次   从不

对处理任何个人问题的能力感到自信

很多次   从不

感到能够控制生活中的烦躁

很多次   从不

感到一切尽在掌控之中

很多次   从不

如果你的标记大多数位于"从不"附近，

则表示你有高度的压力。

少量的压力是健康的，特别是当我们需要赶在截止日期前完成一项任务，或者立即应对一项威胁时。长期的压力对我们的身体和心理健康具有破坏性，并且容易让我们变得习惯压力，从而开始觉得这是正常的。

在我们能够意识到压力对我们的健康和福祉的影响时，情况常常已经到达了一个危机点。

一个人对什么感到压力可以与其他人完全不同，对于同样的一种情境／经历，有人可能感到很刺激或很享受。我们可能也会发现有些事在某一时刻令人感到压力，在另一些时刻却让人完全感受不到压力。

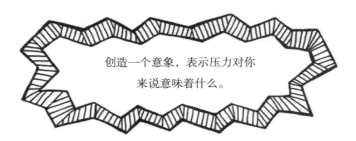

创造一个意象，表示压力对你
来说意味着什么。

虽然我们不是总能控制生活中的外部压力，但是通过更好地理解压力以及改变我们对它的应对方式，我们可以打破压力越来越大的恶性循环。

如果压力引发的症状正在影响你生活中的以下方面，请给对应的符号涂上颜色。

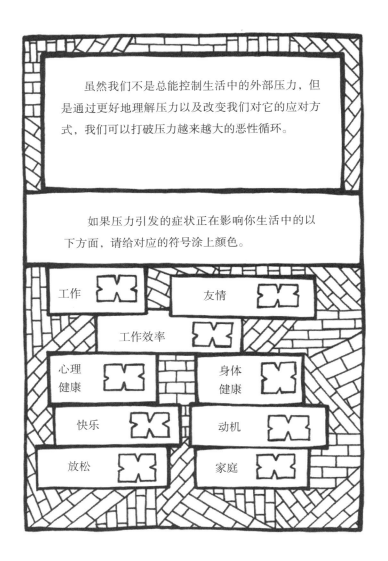

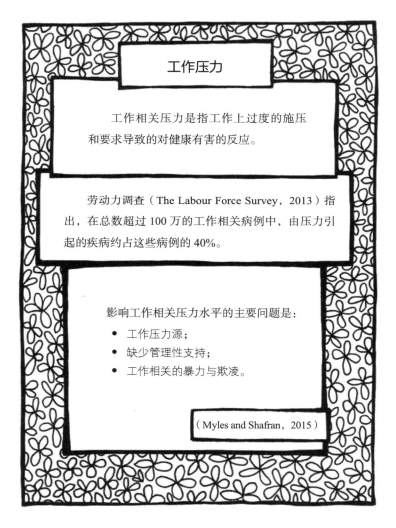

工作压力

工作相关压力是指工作上过度的施压和要求导致的对健康有害的反应。

劳动力调查（The Labour Force Survey，2013）指出，在总数超过 100 万的工作相关病例中，由压力引起的疾病约占这些病例的 40%。

影响工作相关压力水平的主要问题是：
- 工作压力源；
- 缺少管理性支持；
- 工作相关的暴力与欺凌。

（Myles and Shafran，2015）

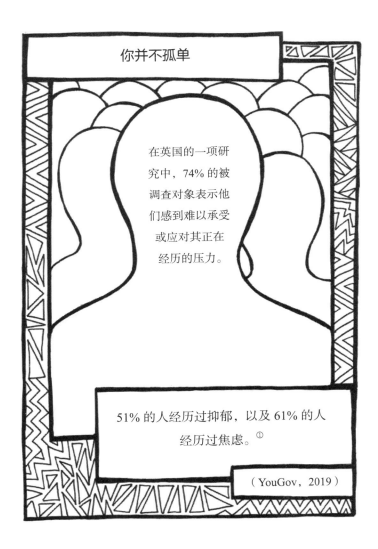

你并不孤单

在英国的一项研究中，74% 的被调查对象表示他们感到难以承受或应对其正在经历的压力。

51% 的人经历过抑郁，以及 61% 的人经历过焦虑。[1]

（YouGov，2019）

---

[1]　经历过抑郁和焦虑的人可能有重叠，因此两类人群的比例相加不是 100%。——译者注

什么是 CBT

什么是 CBT

认知行为疗法（CBT）是精神病学家阿伦·贝克（Aaron Beck）于 20 世纪 60 年代发展出来的。这种心理疗法可用于帮助治疗很多心理及情绪健康问题，例如抑郁（Neenan and Dryden, 2004）。

研究证据表明 CBT 有效！

CBT 关注我们的……

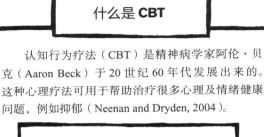

想法

影响我们的……　　　　影响我们的……

行为　　　　　　　　　　　情绪

影响我们的……　　　影响我们的……

生理反应 /
感觉

CBT 的技术旨在打破消极的思维模式，从而不再引发难受的情绪。认识到想法"只是想法"，而不是将之误认为真实的感知，或者一定要付诸行动的冲动，能带来一种更平静、更积极的心理状态。（Barford, 2018）

抑郁、焦虑等负面情绪会加剧，如果我们消极地去思考以下方面：

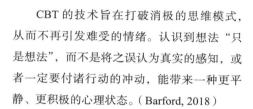

自己；

成就；

应对能力；

获得帮助 / 支持的能力；

未来的成就；

健康。

上面哪些方面的消极想法是你常有的？请在对应的符号上涂颜色。

CBT 的核心思想是，我们对事件、互动和情境的**解读**会影响我们正在体验着的感受。

同样的事件会在不同的人身上引发不同的想法，从而带来不同的反应和回应。

事件可以是：

- 意外；
- 体验；
- 回忆；
- 担忧；
- 痛苦的情绪。

请看下面的例子。   →

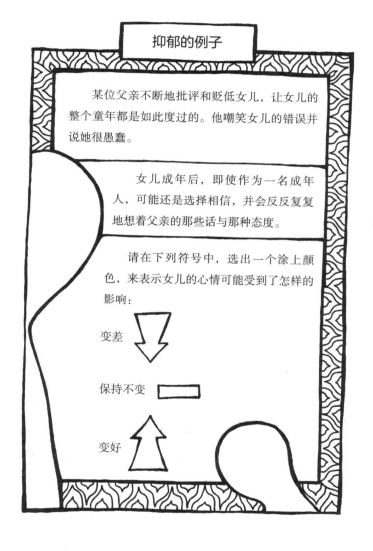

抑郁的例子

　　某位父亲不断地批评和贬低女儿，让女儿的整个童年都是如此度过的。他嘲笑女儿的错误并说她很愚蠢。

　　女儿成年后，即使作为一名成年人，可能还是选择相信，并会反反复复地想着父亲的那些话与那种态度。

　　请在下列符号中，选出一个涂上颜色，来表示女儿的心情可能受到了怎样的影响：

变差

保持不变

变好

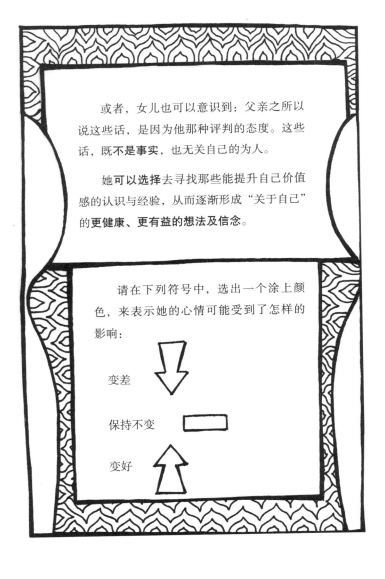

或者，女儿也可以意识到：父亲之所以说这些话，是因为他那种评判的态度。这些话，既**不是事实**，也无关自己的为人。

她**可以选择**去寻找那些能提升自己价值感的认识与经验，从而逐渐形成"关于自己"的**更健康、更有益的想法及信念**。

请在下列符号中，选出一个涂上颜色，来表示她的心情可能受到了怎样的影响：

变差

保持不变

变好

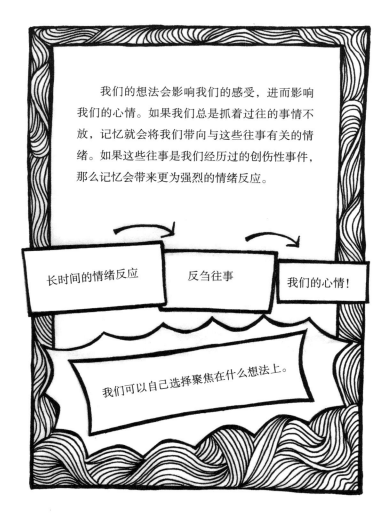

我们的想法会影响我们的感受，进而影响我们的心情。如果我们总是抓着过往的事情不放，记忆就会将我们带向与这些往事有关的情绪。如果这些往事是我们经历过的创伤性事件，那么记忆会带来更为强烈的情绪反应。

长时间的情绪反应

反刍往事

我们的心情！

我们可以自己选择聚焦在什么想法上。

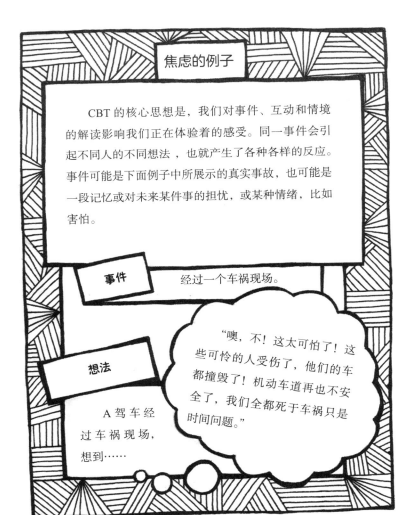

焦虑的例子

　　CBT 的核心思想是，我们对事件、互动和情境的解读影响我们正在体验着的感受。同一事件会引起不同人的不同想法，也就产生了各种各样的反应。事件可能是下面例子中所展示的真实事故，也可能是一段记忆或对未来某件事的担忧，或某种情绪，比如害怕。

事件　　经过一个车祸现场。

想法

　　A 驾车经过车祸现场，想到……

"噢，不！这太可怕了！这些可怜的人受伤了，他们的车都撞毁了！机动车道再也不安全了，我们全都死于车祸只是时间问题。"

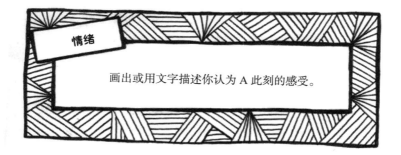

情绪

画出或用文字描述你认为 A 此刻的感受。

生理反应

如果 A 对接下来的旅程感到惊慌、害怕和紧张，画出或用文字描述你认为这将如何影响他的躯体感觉。

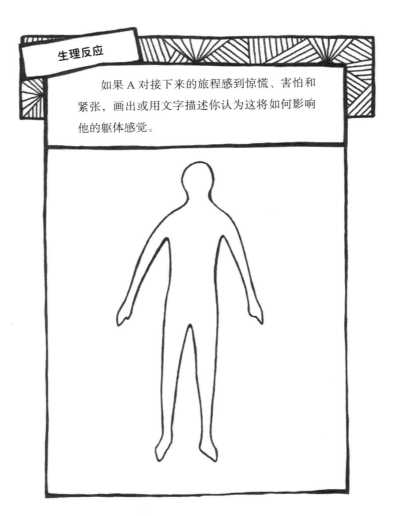

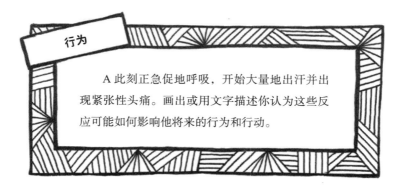

行为

　　A 此刻正急促地呼吸，开始大量地出汗并出现紧张性头痛。画出或用文字描述你认为这些反应可能如何影响他将来的行为和行动。

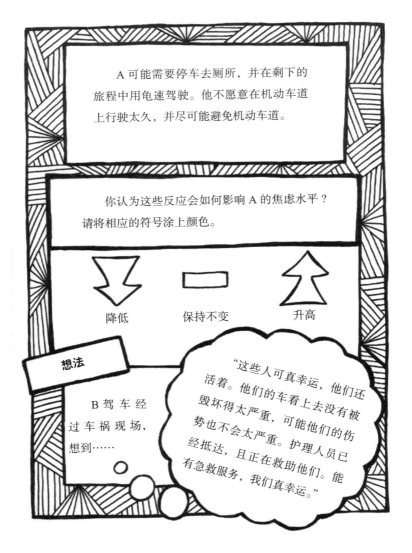

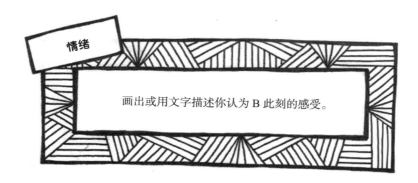

情绪

画出或用文字描述你认为 B 此刻的感受。

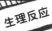

生理反应

　　如果 B 对紧急救援服务心怀感激，并且因车祸中没人受重伤而感到宽慰，画出或用文字描述你认为这些情绪如何影响他的躯体感觉。

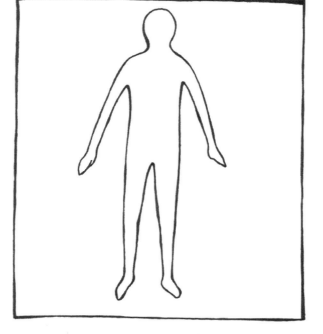

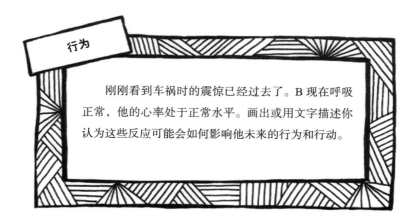

行为

刚刚看到车祸时的震惊已经过去了。B 现在呼吸正常，他的心率处于正常水平。画出或用文字描述你认为这些反应可能会如何影响他未来的行为和行动。

B 可能在目击车祸后没有不良的变化。他能意识到我们都需要尽可能地谨慎驾驶，并且会继续这样做。

你认为这些反应会如何影响 B 的焦虑水平？请将相应的符号涂上颜色。

降低　　　　　保持不变　　　　升高

A 和 B 目击的事件是一样的，然而他们的想法、感受、生理反应、行为和焦虑水平是不同的。

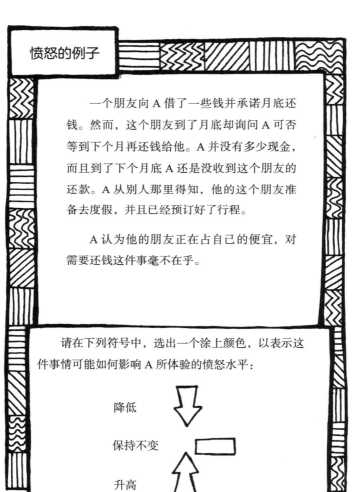

愤怒的例子

一个朋友向 A 借了一些钱并承诺月底还钱。然而，这个朋友到了月底却询问 A 可否等到下个月再还钱给他。A 并没有多少现金，而且到了下个月底 A 还是没收到这个朋友的还款。A 从别人那里得知，他的这个朋友准备去度假，并且已经预订好了行程。

A 认为他的朋友正在占自己的便宜，对需要还钱这件事毫不在乎。

请在下列符号中，选出一个涂上颜色，以表示这件事情可能如何影响 A 所体验的愤怒水平：

降低

保持不变

升高

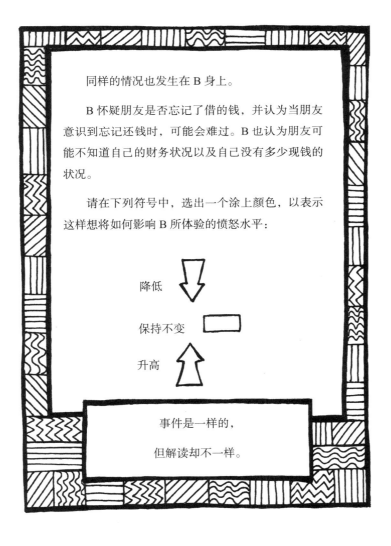

同样的情况也发生在 B 身上。

B 怀疑朋友是否忘记了借的钱，并认为当朋友意识到忘记还钱时，可能会难过。B 也认为朋友可能不知道自己的财务状况以及自己没有多少现钱的状况。

请在下列符号中，选出一个涂上颜色，以表示这样想将如何影响 B 所体验的愤怒水平：

降低

保持不变

升高

事件是一样的，

但解读却不一样。

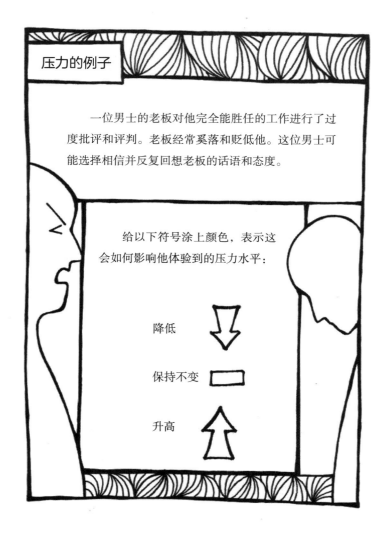

压力的例子

一位男士的老板对他完全能胜任的工作进行了过度批评和评判。老板经常奚落和贬低他。这位男士可能选择相信并反复回想老板的话语和态度。

给以下符号涂上颜色，表示这会如何影响他体验到的压力水平：

降低

保持不变

升高

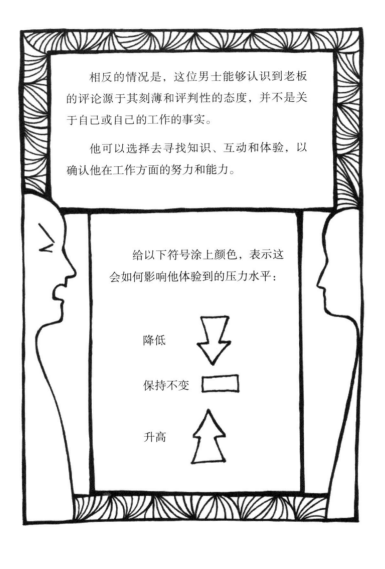

相反的情况是，这位男士能够认识到老板的评论源于其刻薄和评判性的态度，并不是关于自己或自己的工作的事实。

他可以选择去寻找知识、互动和体验，以确认他在工作方面的努力和能力。

给以下符号涂上颜色，表示这会如何影响他体验到的压力水平：

降低

保持不变

升高

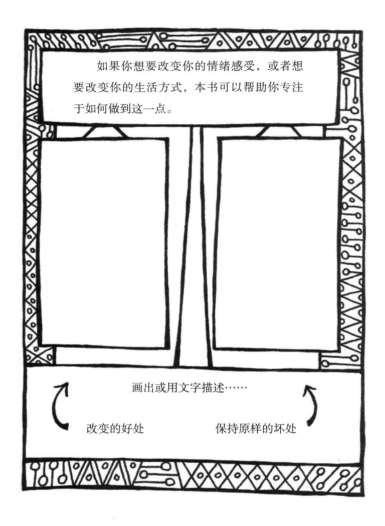

如果你想要改变你的情绪感受，或者想要改变你的生活方式，本书可以帮助你专注于如何做到这一点。

画出或用文字描述……

改变的好处　　　　　　保持原样的坏处

记录你的感受

作者简介

珍妮弗·格斯特（Jennifer Guest）

英国咨询师和心理治疗师协会认证会员，拥有艺术和设计的荣誉学位，从事临床治疗工作已有14年，在英格兰北部地区的多个咨询中心和学校为成年人、夫妻和年轻人提供咨询服务。在咨询工作之外，格斯特还对绘画和涂鸦充满了热情，因此她也把自己对艺术的热爱与治疗工作结合，开发出本书中极具特色的艺术疗愈练习。

译者简介

王建平

北京师范大学心理学部教授、博士生导师；北京师范大学心理学部临床与咨询心理学院副院长（2020—），中国心理卫生协会认知行为治疗（CBT）专业委员会副主任委员（2015—），中国心理学会临床心理学注册工作委员会第四届常委。首都医科大学临床心理学系副主任（2007—2017），中国抗癌协会心理社会肿瘤学专业委员会第一届副主任委员（2006），北师大"心理咨询与研究中心"创始人（2002）。中国首批临床心理学注册督导师、创伤治疗师（2007）；美国认知治疗学院（ACT）Fellow（2015—）以及认证CBT治疗师（2013—），美国贝克CBT研究所（Beck Institute of CBT）国际顾问委员会委员（2019—）。

殷炜珍

广州医科大学附属脑科医院儿少科心理治疗师，临床心理方向硕士，中国心理学会临床心理学注册系统注册心理师，广东省医学学会心理治疗学组委员，广州心理卫生协会常委。系统接受过认知行为疗法和精神分析疗法培训，擅长儿童注意缺陷多动障碍的综合心理评估和整合心理干预以及青少年情绪障碍的心理治疗。

岳宗璞

社会工作硕士，儿童保护社会工作从业者。

阅读成就思想……

Read to Achieve

治愈系心理学系列

The CBT Art Workbook

情绪彩虹书

CBT 艺术疗愈完全手册

应对抑郁

[英] 珍妮弗·格斯特 (Jennifer Guest) 著

王建平 殷炜珍 译

②

中国人民大学出版社
·北京·

图书在版编目（ＣＩＰ）数据

情绪彩虹书：CBT艺术疗愈完全手册. 2, 应对抑郁 /
（英）珍妮弗·格斯特（Jennifer Guest）著 ；王建平,
殷炜珍译. -- 北京 : 中国人民大学出版社，2022.1
ISBN 978-7-300-30002-3

Ⅰ. ①情… Ⅱ. ①珍… ②王… ③殷… Ⅲ. ①认知—
行为疗法 Ⅳ. ①R749.055

中国版本图书馆CIP数据核字(2021)第220149号

情绪彩虹书：CBT艺术疗愈完全手册·应对抑郁

［英］珍妮弗·格斯特（Jennifer Guest）　　著

王建平　殷炜珍　译

Qingxu Caihongshu：CBT Yishu Liaoyu Wanquan Shouce·Yingdui Yiyu

出版发行	中国人民大学出版社			
社　　址	北京中关村大街 31 号		**邮政编码**	100080
电　　话	010-62511242（总编室）		010-62511770（质管部）	
	010-82501766（邮购部）		010-62514148（门市部）	
	010-62515195（发行公司）		010-62515275（盗版举报）	
网　　址	http://www.crup.com.cn			
经　　销	新华书店			
印　　刷	天津中印联印务有限公司			
开　　本	890 mm×1240 mm　1/32		**版　次**	2022 年 1 月第 1 版
印　　张	3.25　插页 1		**印　次**	2024 年 12 月第 3 次印刷
字　　数	36 000		**定　价**	175.00 元（全六册）

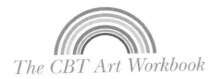

The CBT Art Workbook

目录

||||||||||||||||||||||||||||

观察　　　　　/ 001

动机　　　　　/ 013

认知　　　　　/ 021

情绪　　　　　/ 046

行为　　　　　/ 055

生理反应　　　/ 070

复原力　　　　/ 078

掌控抑郁　　　/ 086

记录你的感受　/ 093

观察

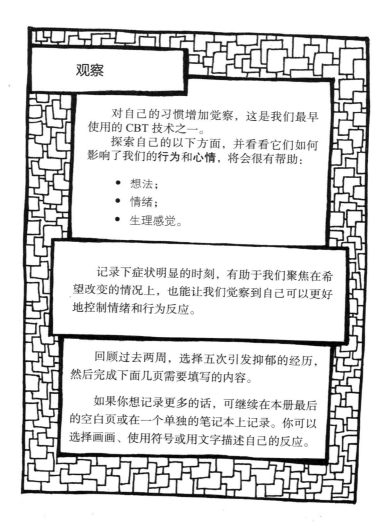

观察

对自己的习惯增加觉察，这是我们最早使用的 CBT 技术之一。

探索自己的以下方面，并看看它们如何影响了我们的**行为**和**心情**，将会很有帮助：

- 想法；
- 情绪；
- 生理感觉。

记录下症状明显的时刻，有助于我们聚焦在希望改变的情况上，也能让我们觉察到自己可以更好地控制情绪和行为反应。

回顾过去两周，选择五次引发抑郁的经历，然后完成下面几页需要填写的内容。

如果你想记录更多的话，可继续在本册最后的空白页或在一个单独的笔记本上记录。你可以选择画画、使用符号或用文字描述自己的反应。

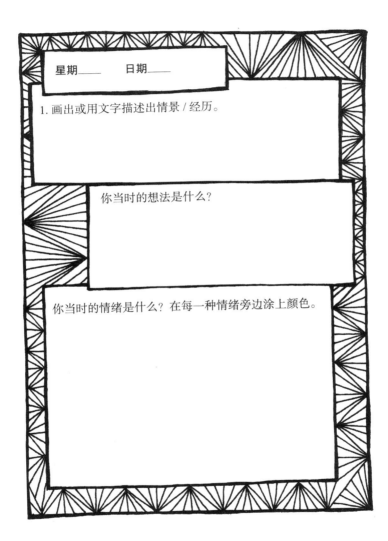

星期_____ 日期_____

1. 画出或用文字描述出情景 / 经历。

你当时的想法是什么?

你当时的情绪是什么? 在每一种情绪旁边涂上颜色。

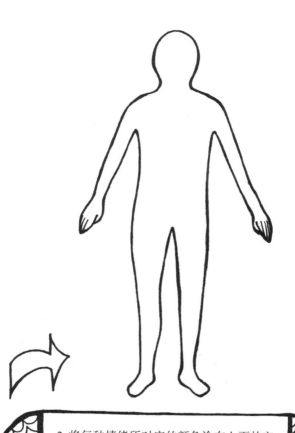

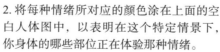

2.将每种情绪所对应的颜色涂在上面的空白人体图中，以表明在这个特定情景下，你身体的哪些部位正在体验那种情绪。

星期＿＿＿　　日期＿＿＿

1. 画出或用文字描述出情景 / 经历。

你当时的想法是什么？

你当时的情绪是什么？在每一种情绪旁边涂上颜色。

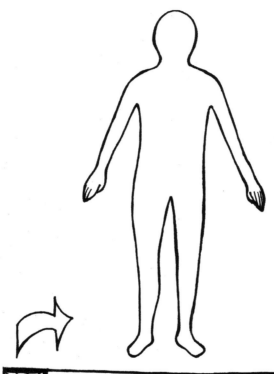

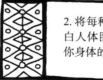

2.将每种情绪所对应的颜色涂在上面的空白人体图中，以表明在这个特定情景下，你身体的哪些部位正在体验那种情绪。

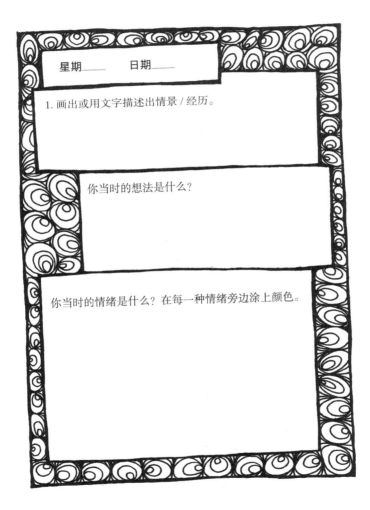

星期＿＿＿　　日期＿＿＿

1. 画出或用文字描述出情景／经历。

你当时的想法是什么？

你当时的情绪是什么？在每一种情绪旁边涂上颜色。

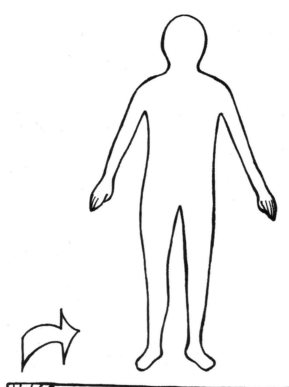

2.将每种情绪所对应的颜色涂在上面的空白人体图中，以表明在这个特定情景下，你身体的哪些部位正在体验那种情绪。

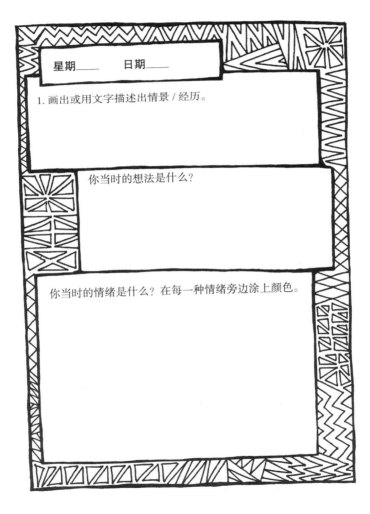

星期___   日期___

1.画出或用文字描述出情景／经历。

你当时的想法是什么？

你当时的情绪是什么？在每一种情绪旁边涂上颜色。

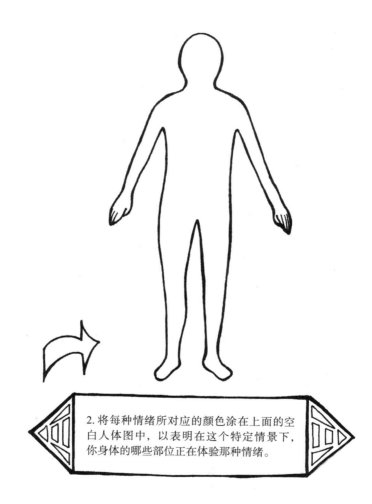

2. 将每种情绪所对应的颜色涂在上面的空白人体图中，以表明在这个特定情景下，你身体的哪些部位正在体验那种情绪。

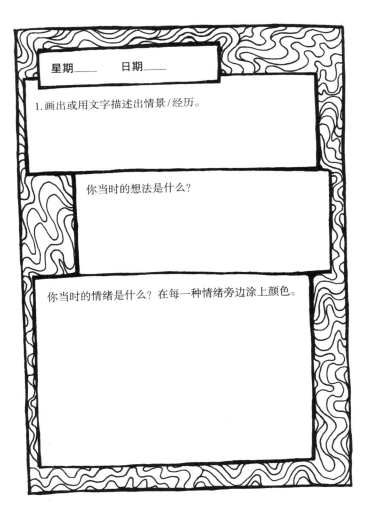

星期____　　日期____

1.画出或用文字描述出情景/经历。

你当时的想法是什么?

你当时的情绪是什么? 在每一种情绪旁边涂上颜色。

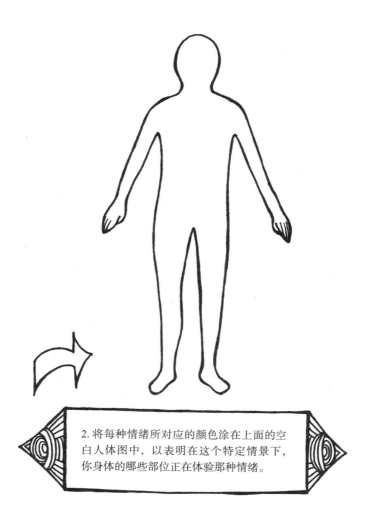

2.将每种情绪所对应的颜色涂在上面的空白人体图中，以表明在这个特定情景下，你身体的哪些部位正在体验那种情绪。

动机

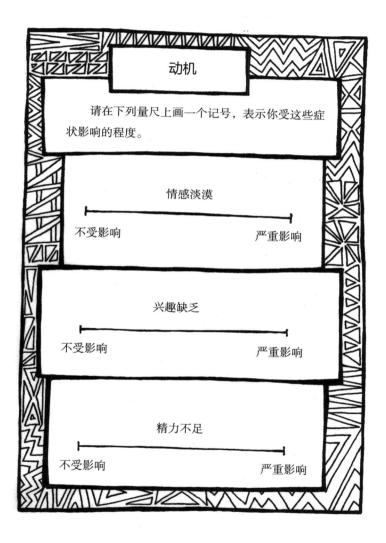

动机

请在下列量尺上画一个记号，表示你受这些症状影响的程度。

情感淡漠

不受影响   严重影响

兴趣缺乏

不受影响   严重影响

精力不足

不受影响   严重影响

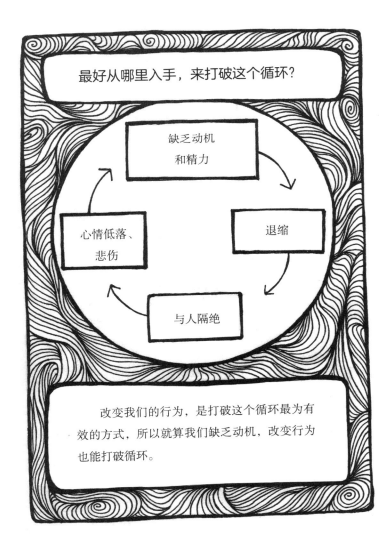

最好从哪里入手，来打破这个循环？

缺乏动机
和精力

退缩

心情低落、
悲伤

与人隔绝

改变我们的行为，是打破这个循环最为有效的方式，所以就算我们缺乏动机，改变行为也能打破循环。

　　情绪问题之所以存在，最常见和最重要的原因之一就是：它们会让我们逐渐与人隔绝，越来越缺乏动机。抑郁尤其如此。（Myles and Shafran，2015）

　　如果你的情况就是这样，而且你也发现自己感觉不到动力，回顾你曾喜欢做的活动会很有帮助，哪怕这些活动你现在已经不再做了。

　　在下面几页，请你来作画，这可以为你提供一个聚焦点，让你回忆起以前那些让你感到快乐、有成就感，或者是与身边人有联结感的活动。

请画一张画，主题是"曾让我感到**快乐**的活动"。

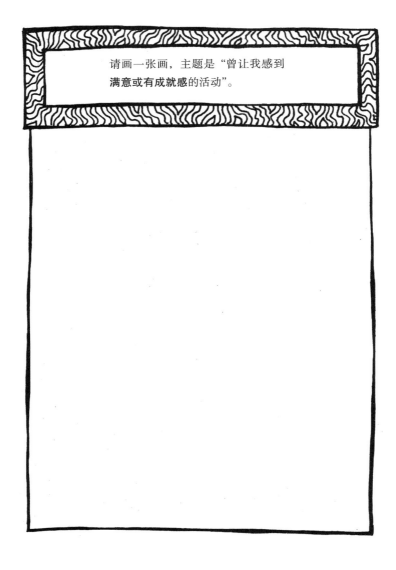

请画一张画，主题是"曾让我感到**满意或有成就感**的活动"。

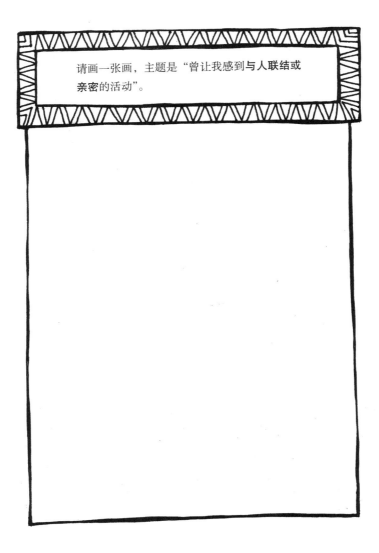

请画一张画，主题是"曾让我感到与人联结或亲密的活动"。

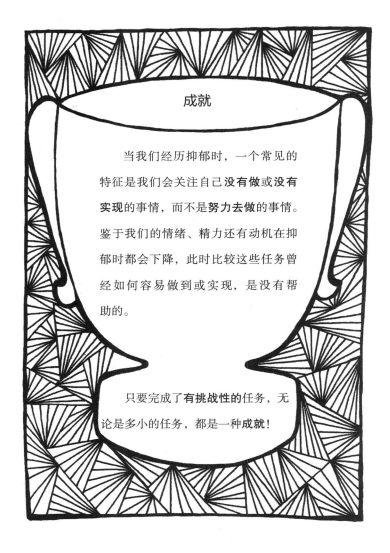

成就

当我们经历抑郁时，一个常见的特征是我们会关注自己**没有做**或**没有实现**的事情，而不是**努力去做**的事情。鉴于我们的情绪、精力还有动机在抑郁时都会下降，此时比较这些任务曾经如何容易做到或实现，是没有帮助的。

只要完成了**有挑战性**的任务，无论是多小的任务，都是一种**成就**！

认知

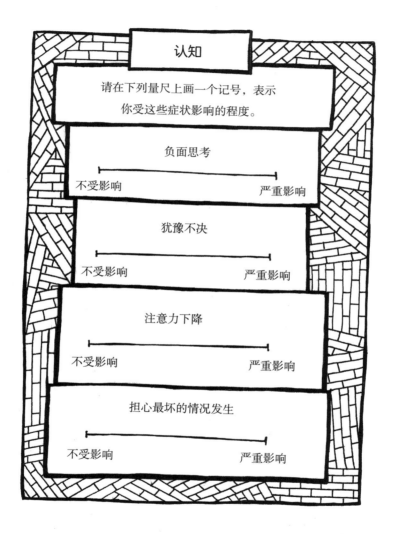

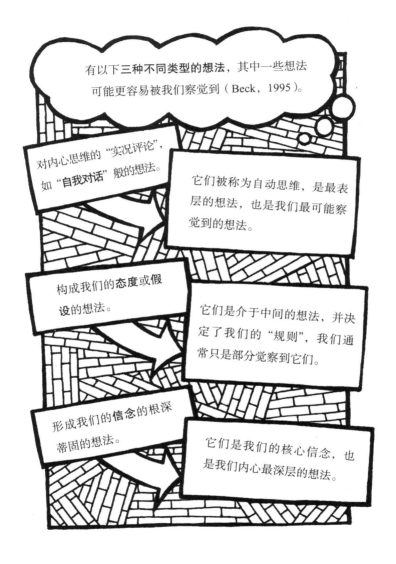

有以下三种不同类型的想法，其中一些想法可能更容易被我们察觉到（Beck，1995）。

对内心思维的"实况评论"，如"**自我对话**"般的想法。

它们被称为自动思维，是最表层的想法，也是我们最可能察觉到的想法。

构成我们的**态度**或**假设**的想法。

它们是介于中间的想法，并决定了我们的"规则"，我们通常只是部分觉察到它们。

形成我们的**信念**的根深蒂固的想法。

它们是我们的核心信念，也是我们内心最深层的想法。

CBT 通常先关注自动思维，从而让你认识到自己内心对话的本质。

请在下面的量尺上画一个记号，以表示你的自我对话通常是什么样的。

友善的 ┣━━━━━━━━━━━━━┫ 批评的

本册将会有几页内容让你更深入地了解自己的想法，以便确定哪些地方可以做出改变。

探索和练习新的思维方式会让你感觉自己像是在未知中冒险，你可能也会感到害怕。持之以恒，去尝试做出这种改变，你很快就会明白这么做的益处——你会变得更有信心、更有力量来改善自己的心情！

慈悲三角（compassion triangle）是由塔加尔（Tagar，1995）提出的，他指出了我们多么需要给予自己**慈悲**、**爱和理解**。这可以在我们的想法中体现出来。

1. 我们感到低落或不安。

3. 我们为自己寻找慈悲、爱和理解。

2. 我们做出反应；我们为自己的这种感受以及由此产生的行为而批评、判断和责备自己。

我们如何跟自己"谈论"自己，对我们的感受是至关重要的。如果我们总是对自己所做的、所想的、所感受的和所说的每件事都持批评或评判的态度，那么我们就很难感到平静以及对自己满意。

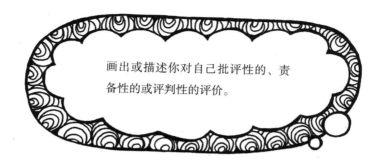

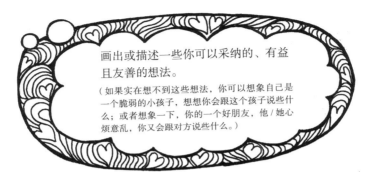

画出或描述一些你可以采纳的、有益且友善的想法。

（如果实在想不到这些想法，你可以想象自己是一个脆弱的小孩子，想想你会跟这个孩子说些什么；或者想象一下，你的一个好朋友，他/她心烦意乱，你又会跟对方说些什么。）

如果我们正在经历抑郁，那么对自己正在经历的事情和未来持有消极的想法，通常是我们思维的主要特征（Beck，1970）。

对生活处境感到不满意，可能会让我们感到无力改变任何事情或无法想象我们的未来会有何不同，从而加剧我们的不满意。在此期间，"负面想法往往集中在以下主题上：丧失或追求一个有价值的目标但会失败"（Trower et al.，1991）。

例如，一个人在一段关系破裂后，主观上觉得这是一种丧失或失败，然后这些想法可能会影响他的动机、情绪和行为，从而使其表现出这几个方面的抑郁症状。

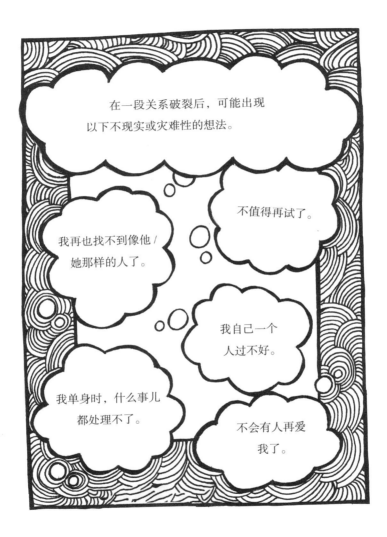

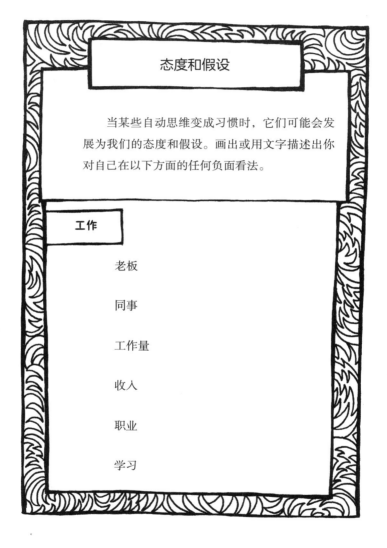

态度和假设

当某些自动思维变成习惯时，它们可能会发展为我们的态度和假设。画出或用文字描述出你对自己在以下方面的任何负面看法。

工作

老板

同事

工作量

收入

职业

学习

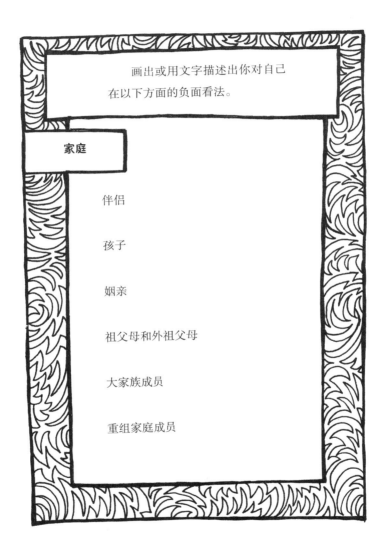

画出或用文字描述出你对自己在以下方面的负面看法。

家庭

伴侣

孩子

姻亲

祖父母和外祖父母

大家族成员

重组家庭成员

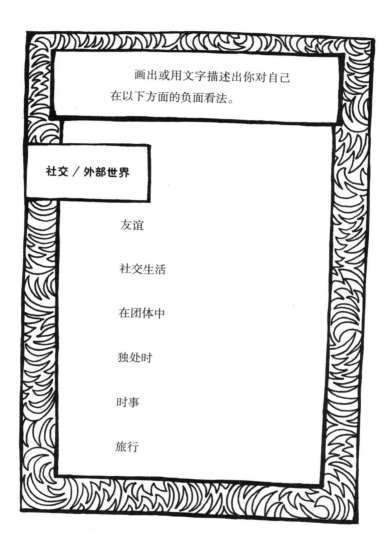

画出或用文字描述出你对自己
在以下方面的负面看法。

社交／外部世界

友谊

社交生活

在团体中

独处时

时事

旅行

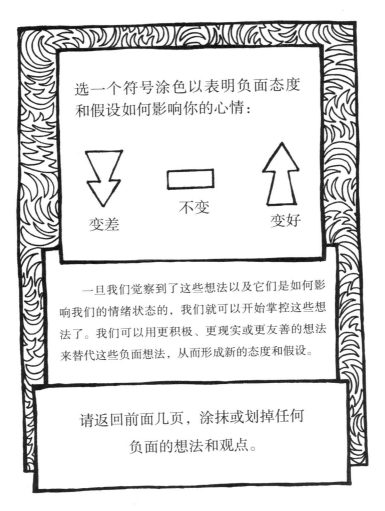

选一个符号涂色以表明负面态度和假设如何影响你的心情：

变差　　不变　　变好

一旦我们觉察到了这些想法以及它们是如何影响我们的情绪状态的，我们就可以开始掌控这些想法了。我们可以用更积极、更现实或更友善的想法来替代这些负面想法，从而形成新的态度和假设。

请返回前面几页，涂抹或划掉任何负面的想法和观点。

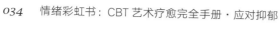

信念

　　探索我们的潜在信念，并试着确定这些信念是否对我们的心情产生了负面影响，是很有帮助的。

　　1. 如果你有以下这些信念，请在对应的符号上涂上颜色。

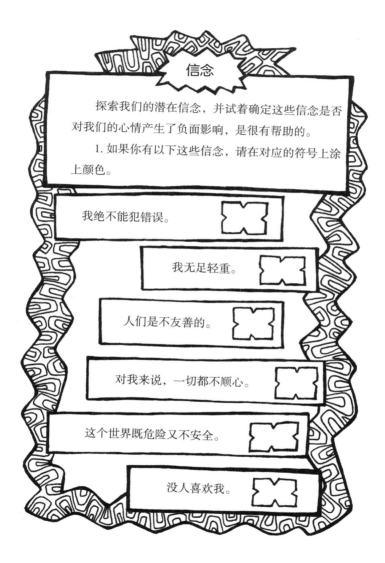

我绝不能犯错误。

我无足轻重。

人们是不友善的。

对我来说，一切都不顺心。

这个世界既危险又不安全。

没人喜欢我。

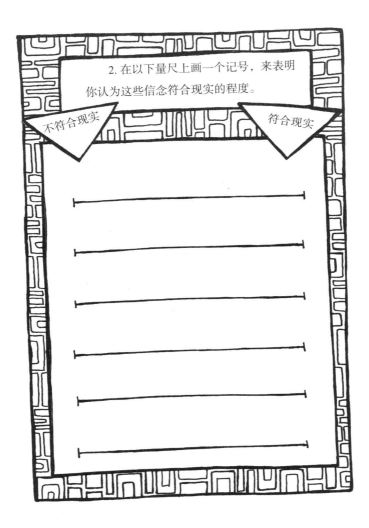

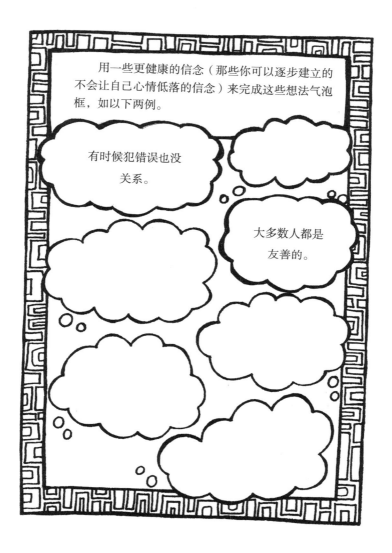

在下面几页中，有一些能让你抚慰自己的肯定性话语。

你一旦发现自己的内心对话变得负面或具有批评性，就可以用一句肯定性话语来替换这些想法，详见接下来的几页。

当你为这些话语涂色或作画时，试着在脑海中不断重复这些话。你练习的次数越多，就越容易记住它们，而且你以后也会更容易使用它们，从而预防症状的加重。

在理想情况下，这些肯定性话语将逐渐发展成为你的信念。

你越熟悉积极的想法及其相应的感受，你就能越快地注意到那些并不能抚慰或滋养你的想法。

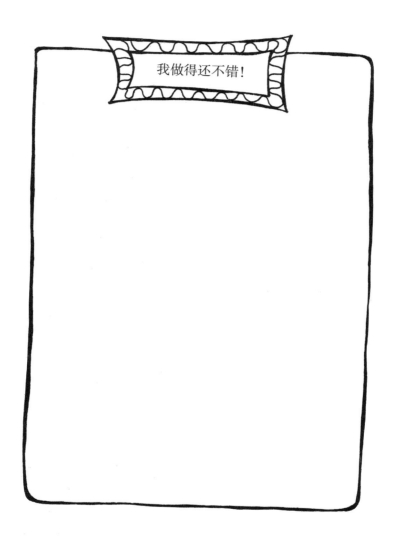

我做得还不错！

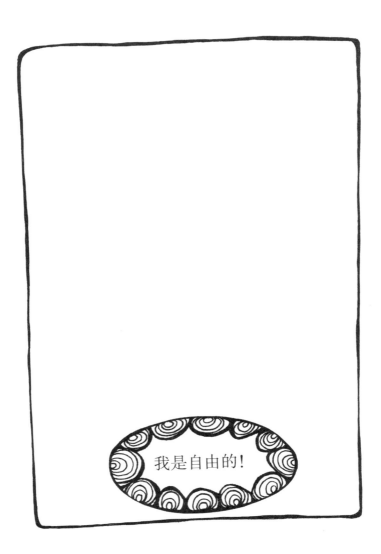

我是自由的!

我能控制自己的想法。

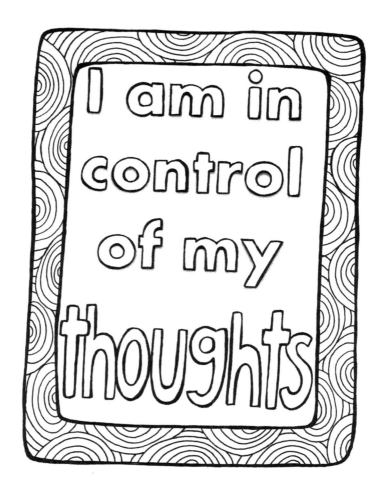

做自己感觉很好!

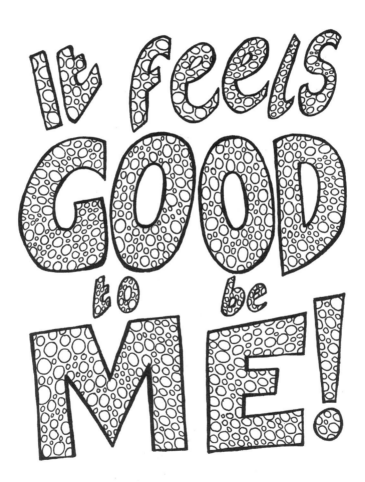

我是强大的！

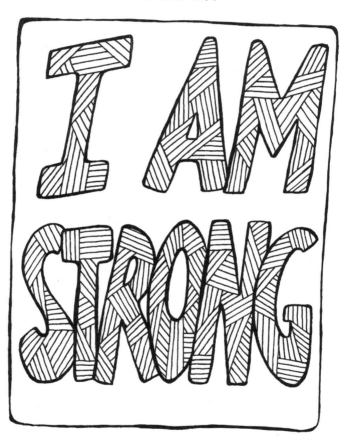

我能掌控自己的人生。

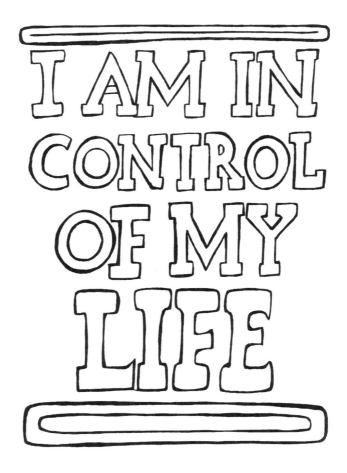

我无条件地爱自己。

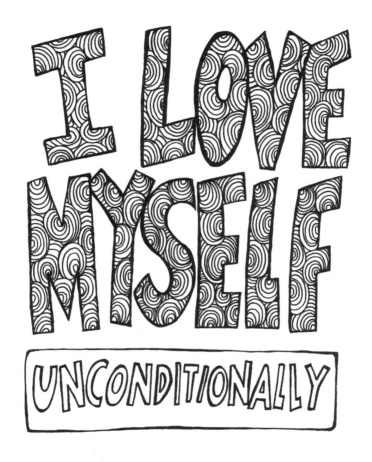

我的感受很重要。

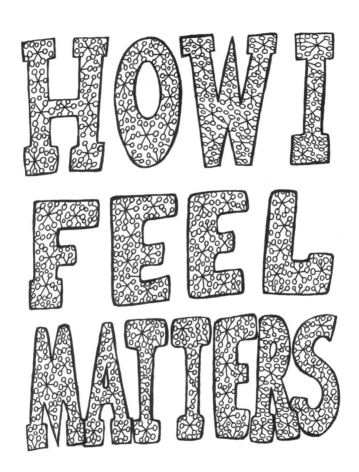

情绪

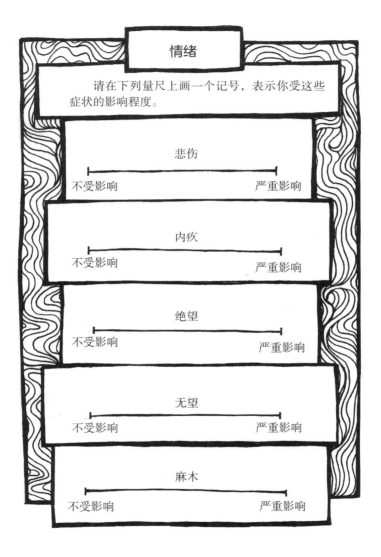

情绪

请在下列量尺上画一个记号，表示你受这些症状的影响程度。

悲伤

不受影响　　　　　　　　　　严重影响

内疚

不受影响　　　　　　　　　　严重影响

绝望

不受影响　　　　　　　　　　严重影响

无望

不受影响　　　　　　　　　　严重影响

麻木

不受影响　　　　　　　　　　严重影响

我们大多数人都发展出了策略（通常我们不会觉察到自己正在使用它们）来应对令自己感到不舒服的困难情绪，但是随着时间的推移，这样做却可能导致这些情绪更加强烈。

情绪和感受有时是难以言表的。尤其是那些由创伤、危机或丧失引发的情绪，是很难表达的，而且靠语言通常无法言尽其中的意味。因为说不出来，所以很多人将其压抑在心里，造成了抑郁、困惑、无望或挫败的体验。

需要表达过于强烈的或复杂的情感时，艺术创作可能会特别有益。艺术创作的过程可以帮助人们直面情绪，克服抑郁……找到面对哀伤和丧失的抚慰与解决之道。

（Malchiodi，2007）

处理不适情绪，尝试让自己感觉更好的常见策略是：

- 忽视它们；
- 压抑它们；
- 转移注意力。

通过转移注意力将自己从造成坏心情的**想法**和**生理症状**上转移开是有用的，但是将注意力从自己的**情绪**上转移开却常会导致更高水平的痛苦。

学会**觉察、承认**和**接纳**自己的感受，会提升我们的情绪智力。这样一来，当我们在情绪上感到不适时，我们会更容易**控制自己的**反应。

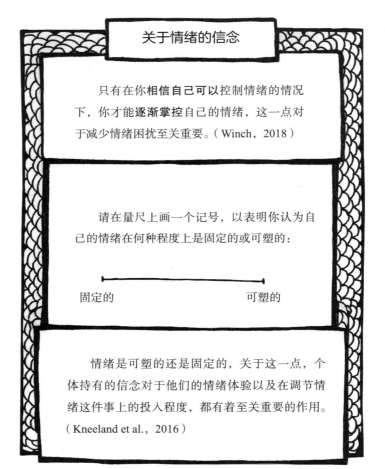

关于情绪的信念

只有在你相信**自己可以**控制情绪的情况下，你才能**逐渐掌控**自己的情绪，这一点对于减少情绪困扰至关重要。（Winch，2018）

请在量尺上画一个记号，以表明你认为自己的情绪在何种程度上是固定的或可塑的：

固定的　　　　　　　　　　可塑的

情绪是可塑的还是固定的，关于这一点，个体持有的信念对于他们的情绪体验以及在调节情绪这件事上的投入程度，都有着至关重要的作用。（Kneeland et al.，2016）

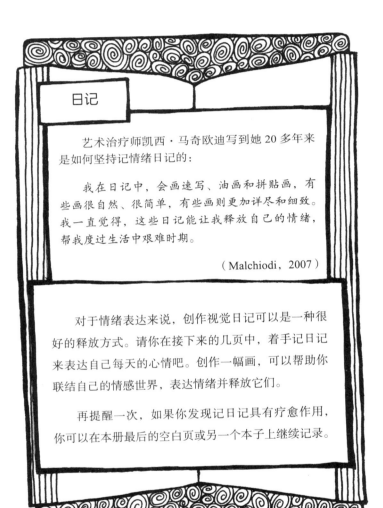

日记

　　艺术治疗师凯西·马奇欧迪写到她 20 多年来是如何坚持记情绪日记的：

　　我在日记中，会画速写、油画和拼贴画，有些画很自然、很简单，有些画则更加详尽和细致。我一直觉得，这些日记能让我释放自己的情绪，帮我度过生活中艰难时期。

（Malchiodi，2007）

　　对于情绪表达来说，创作视觉日记可以是一种很好的释放方式。请你在接下来的几页中，着手记日记来表达自己每天的心情吧。创作一幅画，可以帮助你联结自己的情感世界，表达情绪并释放它们。

　　再提醒一次，如果你发现记日记具有疗愈作用，你可以在本册最后的空白页或另一个本子上继续记录。

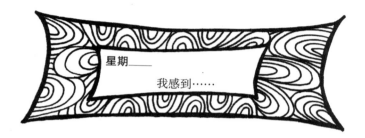

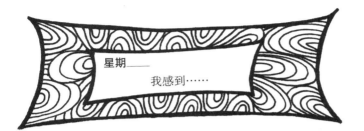

星期＿＿＿

我感到……

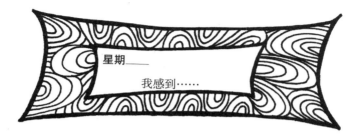

星期＿＿＿＿

我感到……

行为

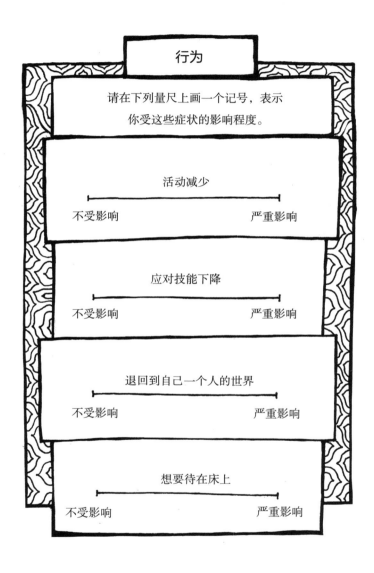

如果我们积极地通过增加活动来重建日常生活，就可以提升：

- 成就感；
- 满意感；
- 愉悦感。

研究表明，如果我们能改变导致抑郁等情绪问题持续存在的日常活动，这通常会对我们的感受产生积极影响。如果我们只是找一些原有的活动来填满自己的时间，这样做并无益处。我们需要选择对自己真正重要的、有价值的和愉悦的活动。

其实，如果你正在做着许多能带来愉悦感或成就感的事情，你是很难感到抑郁的。（Myles and Shafran，2015）

活动计划

　　活动水平下降是抑郁的一个常见特征。这通常会导致我们不去看望家人和朋友，也不参与我们以前喜欢的活动。活动计划（Beck et al.，1979）聚焦于行为激活。

　　经历持续悲伤情绪的人，常因为日常生活规律被打乱而备受煎熬。这种混乱可能让本已低落的情绪进一步恶化。行为激活旨在帮助人们重新建立起日常规律，增加活动，从而改善心情。（Myles and Shafran，2015）

制订活动计划是一个很好的方法，我们可以看到每一项活动是如何影响自己的心情的，从而发现特定的模式。这种觉察也方便我们来决定，哪些活动要多做一些，而哪些要少做一些，从而建立起一种更加愉快、更令自己满意的生活规律。

下面几页是适合每星期使用的活动计划表格。如果你觉得该方法有帮助，也想更长久地运用它，你可以单独找个笔记本继续做计划。

请将计划表中的每个时间段填写完整，你可以填入文字，也可以画符号（请记得预留出一些时间来填写第二天的计划表）。

然后从以下三个方面评定每项活动：

- 你有多愉悦；
- 你的成就感；
- 你觉得和别人有多亲密。

在最后一栏，请你用一个词语或符号来总结一下自己对每项特定活动的心情体验。

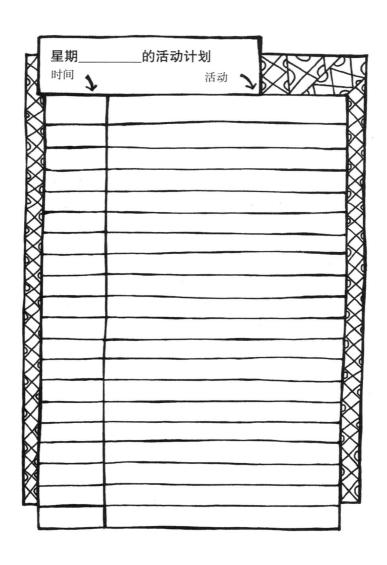

星期_____的活动计划

时间　　　　　　　　　　　　　活动

愉悦感 （0 ~ 10）	成就感 （0 ~ 10）	亲密感 （0 ~ 10）	表示心情的 词语 / 符号

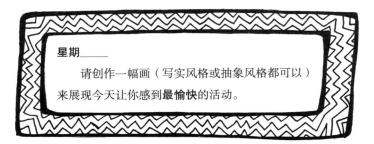

星期_____

　　请创作一幅画（写实风格或抽象风格都可以）来展现今天让你感到**最满意、最值得做**的活动。

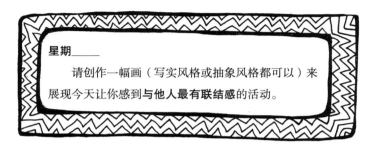

星期_____

　　请创作一幅画（写实风格或抽象风格都可以）来展现今天让你感到**与他人最有联结感**的活动。

星期_____

　　请创作一幅画（写实风格或抽象风格都可以）来展现你今天**心情最好**的时候。

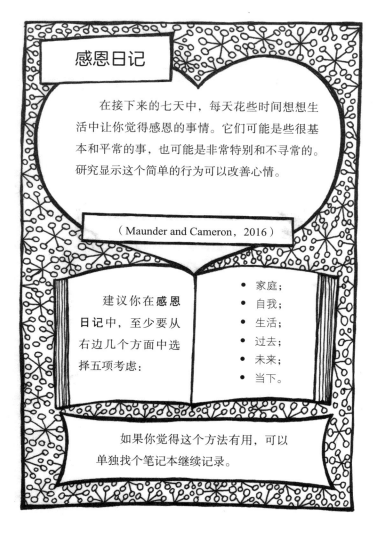

感恩日记

在接下来的七天中，每天花些时间想想生活中让你觉得感恩的事情。它们可能是些很基本和平常的事，也可能是非常特别和不寻常的。研究显示这个简单的行为可以改善心情。

（Maunder and Cameron，2016）

建议你在**感恩日记**中，至少要从右边几个方面中选择五项考虑：

- 家庭；
- 自我；
- 生活；
- 过去；
- 未来；
- 当下。

如果你觉得这个方法有用，可以单独找个笔记本继续记录。

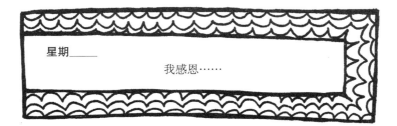

星期＿＿＿＿

我感恩……

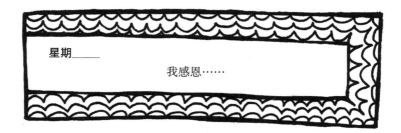

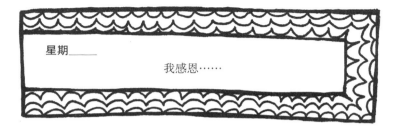

星期＿＿＿＿

我感恩……

生理反应

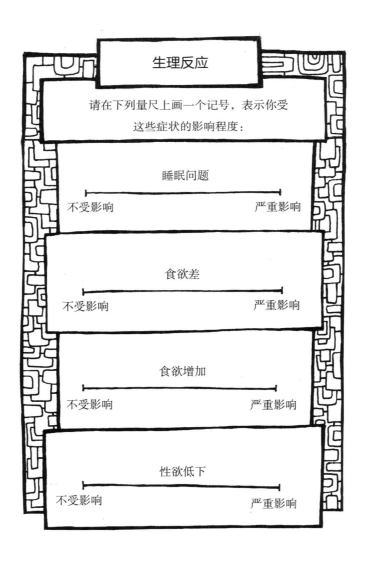

生理反应

请在下列量尺上画一个记号，表示你受这些症状的影响程度：

睡眠问题

不受影响　　　　　　　　　　严重影响

食欲差

不受影响　　　　　　　　　　严重影响

食欲增加

不受影响　　　　　　　　　　严重影响

性欲低下

不受影响　　　　　　　　　　严重影响

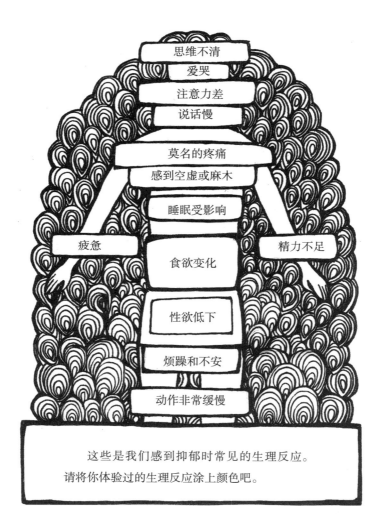

这些是我们感到抑郁时常见的生理反应。
请将你体验过的生理反应涂上颜色吧。

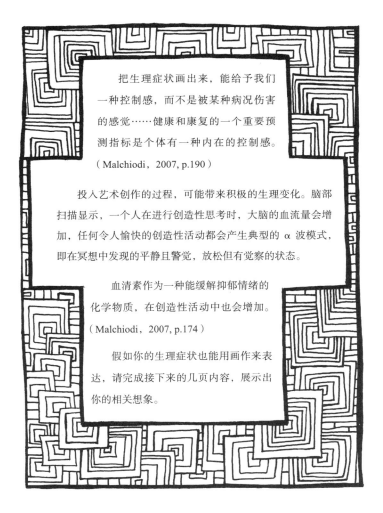

把生理症状画出来，能给予我们一种控制感，而不是被某种病况伤害的感觉……健康和康复的一个重要预测指标是个体有一种内在的控制感。

（Malchiodi，2007, p.190）

投入艺术创作的过程，可能带来积极的生理变化。脑部扫描显示，一个人在进行创造性思考时，大脑的血流量会增加，任何令人愉快的创造性活动都会产生典型的 α 波模式，即在冥想中发现的平静且警觉，放松但有觉察的状态。

血清素作为一种能缓解抑郁情绪的化学物质，在创造性活动中也会增加。

（Malchiodi，2007, p.174）

假如你的生理症状也能用画作来表达，请完成接下来的几页内容，展示出你的相关想象。

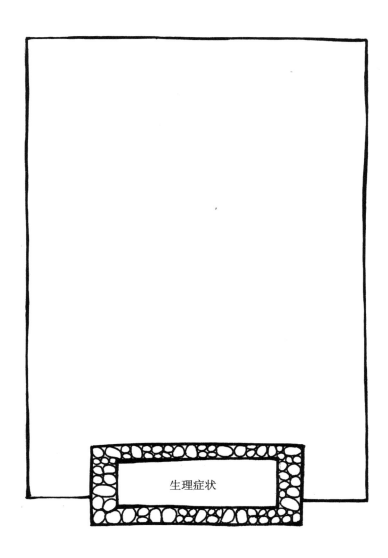

生理症状

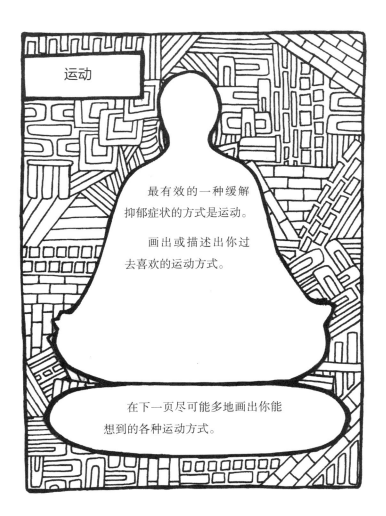

运动

最有效的一种缓解
抑郁症状的方式是运动。

画出或描述出你过
去喜欢的运动方式。

在下一页尽可能多地画出你能
想到的各种运动方式。

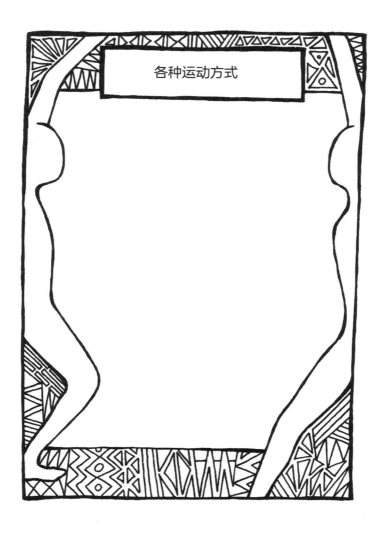

各种运动方式

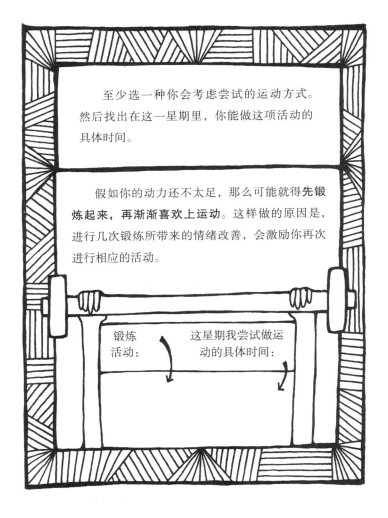

至少选一种你会考虑尝试的运动方式。然后找出在这一星期里，你能做这项活动的具体时间。

假如你的动力还不太足，那么可能就得先**锻炼起来，再渐渐喜欢上运动**。这样做的原因是，进行几次锻炼所带来的情绪改善，会激励你再次进行相应的活动。

锻炼活动：

这星期我尝试做运动的具体时间：

复原力

复原力

这是一种从生活挑战中恢复过来的能力。我们可以学习培养复原力！我们可以通过将时间和精力聚焦在自身（包括身体、心理和情感）上来实现。比如，安排出时间来完成本书中的练习就是个不错的例子。

如果你**每天都要**为自己做至少**一件好事**，你觉得可以做些什么呢？在接下来的一页中，尽可能多地画出或描述出你能想到的点子，这些都可以纳入你的复原力工具箱。

例如，这件好事可以是：

- 亲近大自然；
- 悠闲地洗澡；
- 看一部有趣的或令人振奋的电影；
- 阅读一部鼓舞人心的小说。

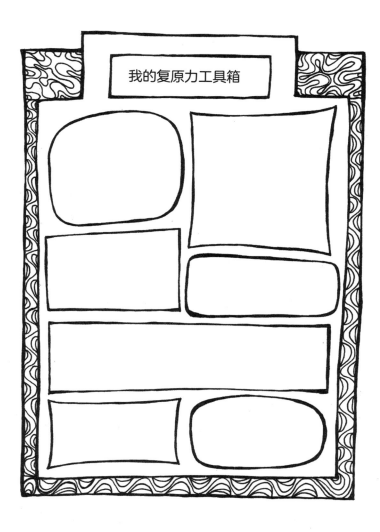

幸福盒子

你可以创造一个幸福盒子，装满让自己觉得舒服的东西。在这个盒子里的东西，可以是任何对你来说重要和私人的物品，比如所爱之人的照片、让人想起快乐经历的纪念品、让人心旷神怡的图片、你喜欢的鹅卵石……

一本"积极"记事本也可以放在这个盒子里，可以记录你所收到的任何赞美，别人对你的正面评价，以及让你内心感觉良好的事物。

当你情绪低落时，你便可以打开盒子，花一些时间关注自己所选入的东西，从而改善情绪。

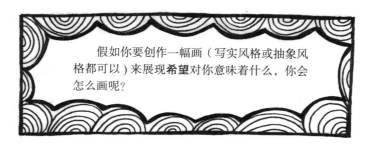

假如你要创作一幅画（写实风格或抽象风格都可以）来展现**希望**对你意味着什么，你会怎么画呢？

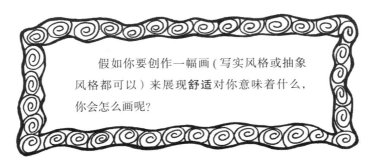

假如你要创作一幅画（写实风格或抽象风格都可以）来展现**舒适**对你意味着什么，你会怎么画呢？

假如你要创作一幅画（写实风格或抽象风格都可以）来展现**满意**对你意味着什么，你会怎么画呢？

假如你要创作一幅画（写实风格或抽象
风格都可以）来展现**放松**对你意味着什么，
你会怎么画呢？

掌控抑郁

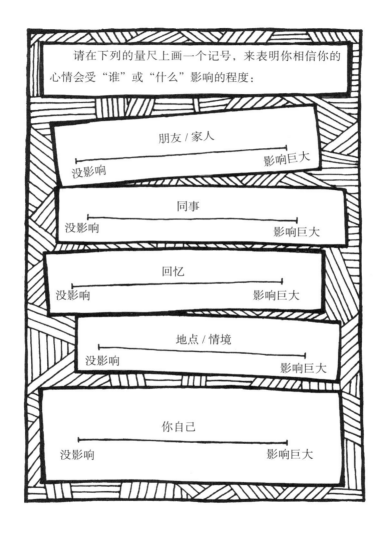

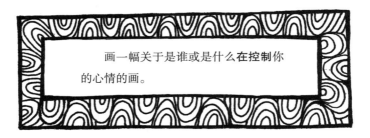

画一幅关于是谁或是什么**在控制你**的心情的画。

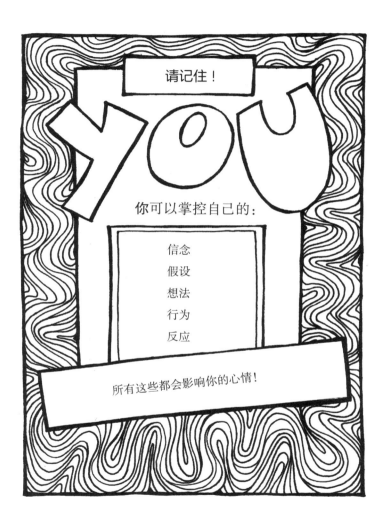

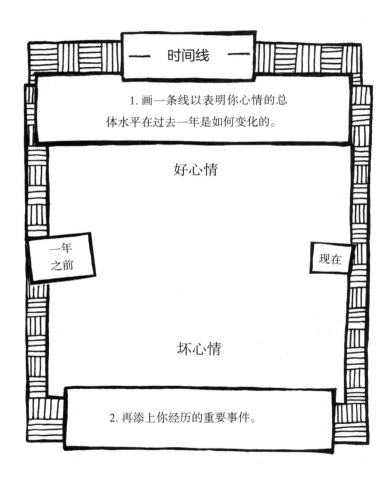

时间线

1.画一条线以表明你心情的总体水平在过去一年是如何变化的。

好心情

一年之前

现在

坏心情

2.再添上你经历的重要事件。

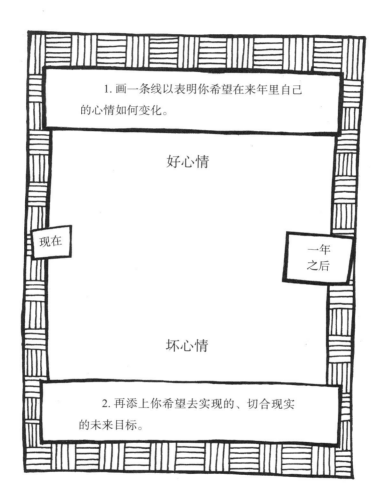

1. 画一条线以表明你希望在来年里自己的心情如何变化。

好心情

现在

一年之后

坏心情

2. 再添上你希望去实现的、切合现实的未来目标。

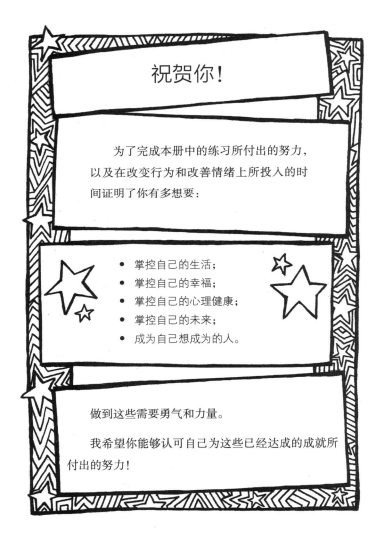

祝贺你！

为了完成本册中的练习所付出的努力，以及在改变行为和改善情绪上所投入的时间证明了你有多想要：

- 掌控自己的生活；
- 掌控自己的幸福；
- 掌控自己的心理健康；
- 掌控自己的未来；
- 成为自己想成为的人。

做到这些需要勇气和力量。

我希望你能够认可自己为这些已经达成的成就所付出的努力！

记录你的感受

作者简介

珍妮弗·格斯特（Jennifer Guest）

英国咨询师和心理治疗师协会认证会员，拥有艺术和设计的荣誉学位，从事临床治疗工作已有14年，在英格兰北部地区的多个咨询中心和学校为成年人、夫妻和年轻人提供咨询服务。在咨询工作之外，格斯特还对绘画和涂鸦充满了热情，因此她也把自己对艺术的热爱与治疗工作结合，开发出本书中极具特色的艺术疗愈练习。

译者简介

王建平

北京师范大学心理学部教授、博士生导师；北京师范大学心理学部临床与咨询心理学院副院长（2020—），中国心理卫生协会认知行为治疗（CBT）专业委员会副主任委员（2015—），中国心理学会临床心理学注册工作委员会第四届常委。首都医科大学临床心理学系副主任（2007—2017），中国抗癌协会心理社会肿瘤学专业委员会第一届副主任委员（2006），北师大"心理咨询与研究中心"创始人（2002）。中国首批临床心理学注册督导师、创伤治疗师（2007）；美国认知治疗学院（ACT）Fellow（2015—）以及认证CBT治疗师（2013—），美国贝克CBT研究所（Beck Institute of CBT）国际顾问委员会委员（2019—）。

殷炜珍

广州医科大学附属脑科医院儿少科心理治疗师，临床心理方向硕士，中国心理学会临床心理学注册系统注册心理师，广东省医学学会心理治疗学组委员，广州心理卫生协会常委。系统接受过认知行为疗法和精神分析疗法培训，擅长儿童注意缺陷多动障碍的综合心理评估和整合心理干预以及青少年情绪障碍的心理治疗。

阅读成就思想……

Read to Achieve

治愈系心理学系列

The CBT Art Workbook

情绪彩虹书

CBT 艺术疗愈完全手册

应对焦虑

［英］珍妮弗·格斯特（Jennifer Guest）著

王建平 岳宗璞 译

中国人民大学出版社

·北京·

图书在版编目（ＣＩＰ）数据

情绪彩虹书：CBT艺术疗愈完全手册. 3, 应对焦虑 /
（英）珍妮弗·格斯特（Jennifer Guest）著；王建平，
岳宗璞译. -- 北京：中国人民大学出版社，2022.1
ISBN 978-7-300-30002-3

Ⅰ. ①情… Ⅱ. ①珍… ②王… ③岳… Ⅲ. ①认知—
行为疗法 Ⅳ. ①R749.055

中国版本图书馆CIP数据核字(2021)第220151号

情绪彩虹书：CBT艺术疗愈完全手册·应对焦虑

［英］珍妮弗·格斯特（Jennifer Guest）　著

王建平　岳宗璞　译

Qingxu Caihongshu : CBT Yishu Liaoyu Wanquan Shouce · Yingdui Jiaolü

出版发行	中国人民大学出版社	
社　址	北京中关村大街31号	**邮政编码**　100080
电　话	010-62511242（总编室）	010-62511770（质管部）
	010-82501766（邮购部）	010-62514148（门市部）
	010-62515195（发行公司）	010-62515275（盗版举报）
网　址	http://www.crup.com.cn	
经　销	新华书店	
印　刷	天津中印联印务有限公司	
开　本	890 mm×1240 mm　1/32	**版　次**　2022年1月第1版
印　张	4　插页1	**印　次**　2024年12月第3次印刷
字　数	44 000	**定　价**　175.00元（全六册）

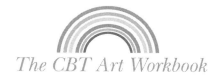

The CBT Art Workbook

目录

观察   / 001

认知   / 009

情绪   / 038

生理反应   / 048

行为   / 057

不同类型的焦虑   / 062

放松   / 097

掌控焦虑   / 108

记录你的感受   / 114

观察

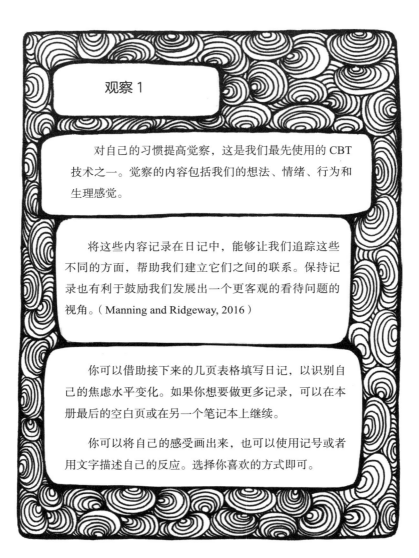

观察 1

对自己的习惯提高觉察，这是我们最先使用的 CBT 技术之一。觉察的内容包括我们的想法、情绪、行为和生理感觉。

将这些内容记录在日记中，能够让我们追踪这些不同的方面，帮助我们建立它们之间的联系。保持记录也有利于鼓励我们发展出一个更客观的看待问题的视角。（Manning and Ridgeway, 2016）

你可以借助接下来的几页表格填写日记，以识别自己的焦虑水平变化。如果你想要做更多记录，可以在本册最后的空白页或在另一个笔记本上继续。

你可以将自己的感受画出来，也可以使用记号或者用文字描述自己的反应。选择你喜欢的方式即可。

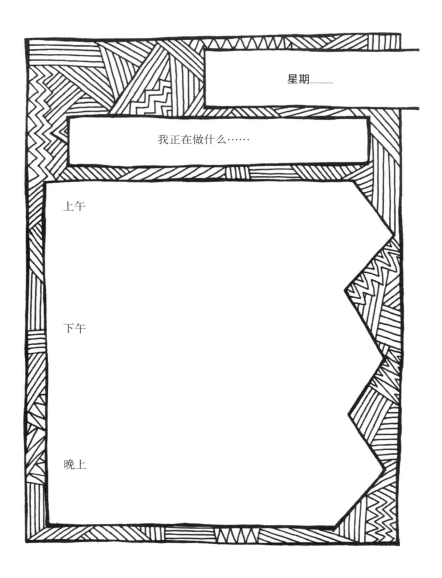

星期＿＿＿

我正在做什么……

上午

下午

晚上

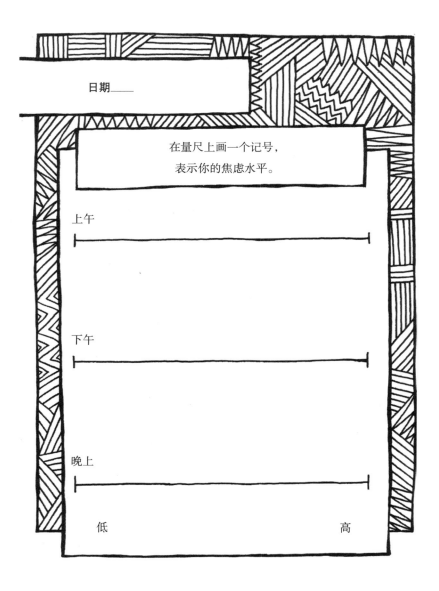

日期＿＿＿

在量尺上画一个记号，
表示你的焦虑水平。

上午

下午

晚上

低　　　　　　　　　　　　　　　高

观察 2

一旦我们识别出一些让我们感到困难的情景，将有助于我们探索自己的以下方面，并看看它们是如何影响我们的行为的：

- 想法；
- 情绪；
- 生理感觉。

对于自己对特定事情的想法，以及它们如何影响自己的感受、情绪和行为，我们往往没有太多觉察，并倾向于就这样度过每天的生活。

记录这些有助于我们专注在自己想要改变的东西上，并让我们意识到，我们可以更好地控制自己的情绪和行为反应。

在接下来的几页中，请填写当你体验到焦虑时的情景。

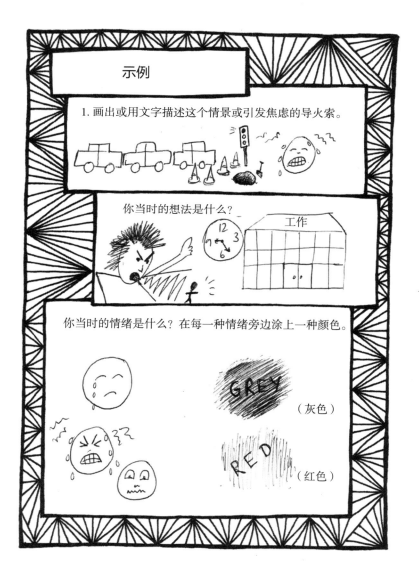

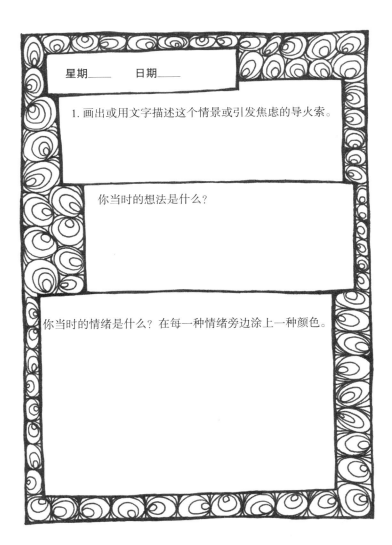

星期＿＿＿　　　日期＿＿＿

1. 画出或用文字描述这个情景或引发焦虑的导火索。

你当时的想法是什么？

你当时的情绪是什么？在每一种情绪旁边涂上一种颜色。

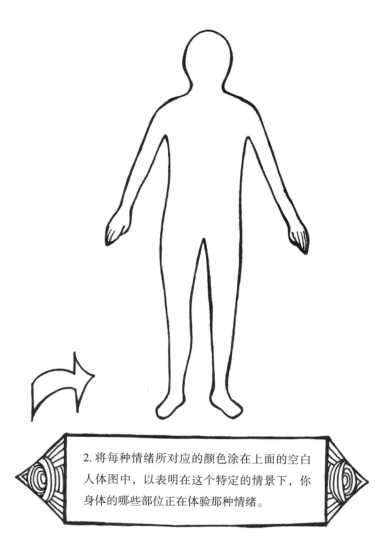

2. 将每种情绪所对应的颜色涂在上面的空白人体图中，以表明在这个特定的情景下，你身体的哪些部位正在体验那种情绪。

认知

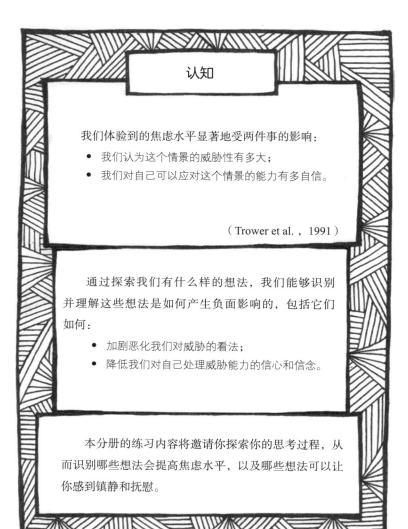

认知

我们体验到的焦虑水平显著地受两件事的影响：

- 我们认为这个情景的威胁性有多大；
- 我们对自己可以应对这个情景的能力有多自信。

（Trower et al.，1991）

通过探索我们有什么样的想法，我们能够识别并理解这些想法是如何产生负面影响的，包括它们如何：

- 加剧恶化我们对威胁的看法；
- 降低我们对自己处理威胁能力的信心和信念。

本分册的练习内容将邀请你探索你的思考过程，从而识别哪些想法会提高焦虑水平，以及哪些想法可以让你感到镇静和抚慰。

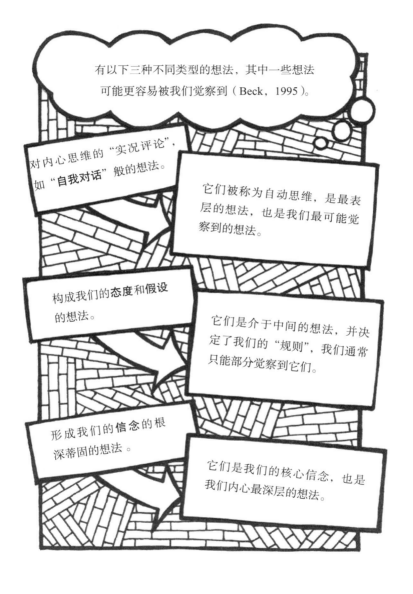

CBT 通常先关注自动思维，从而让你认识到自己内心对话的本质。

请在下面的量尺上画一个记号，以表示你的自我对话通常是什么样的。

友善的 ├──────────────────┤ 批评的

本册将会有几页内容让你更深入地了解自己的想法，以便确定哪些地方可以做出改变。

探索和练习新的思维方式会让你感觉自己像是在未知中冒险，你可能也会感到害怕。持之以恒，去尝试做出这种改变，你很快就会明白这么做的益处——你会变得更有信心、更有力量，以及更少感到焦虑。

在下面几页中，有一些能让你抚慰自己的肯定性话语。

肯定是正面的陈述。你一旦发现自己的内心对话变得负面或充满批评，就可以用一句肯定性话语来替换这些想法，详见接下来的几页。

当你为这些话语涂色时，试着在脑海中不断重复这些肯定性话语。你练习的次数越多，就越容易记住它们，而且你以后也会更容易使用它们来帮助自己阻止上升的焦虑水平。

在理想情况下，这些肯定性话语将逐渐发展成为你的信念。

你越熟悉正面的想法及其相应的感受，你就能越快地注意到那些并不能抚慰或滋养你的想法。

我感到安全。

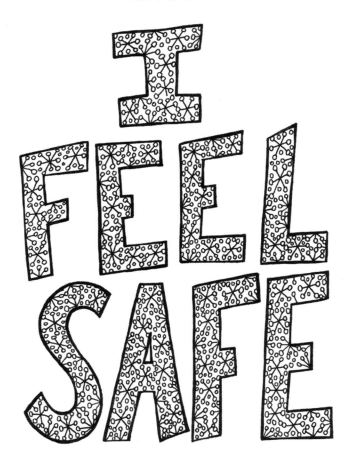

我现在挺好。

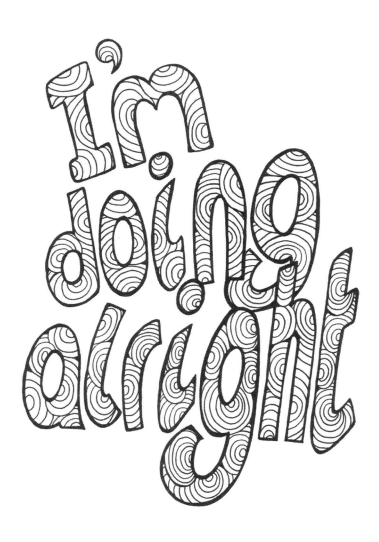

我足够好。

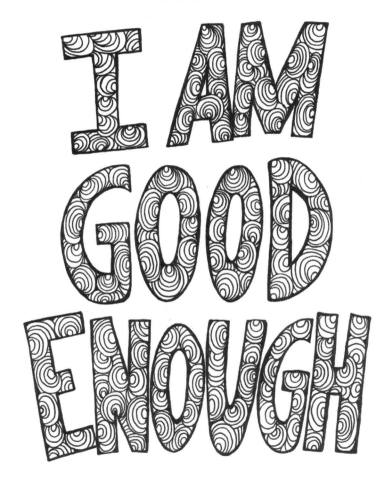

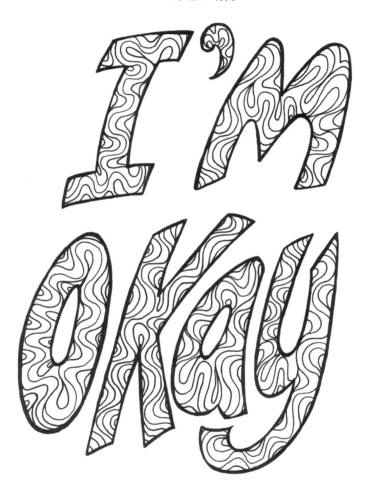

我还不错。

我很好。

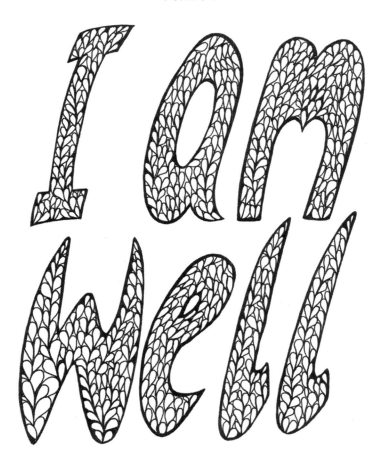

态度与假设

当某些自动思维变成习惯时，它们可能会发展成我们的态度和假设。画出或用文字描述出你在以下方面对自己的负面看法。

工作

老板

同事

工作量

收入

职业

学习

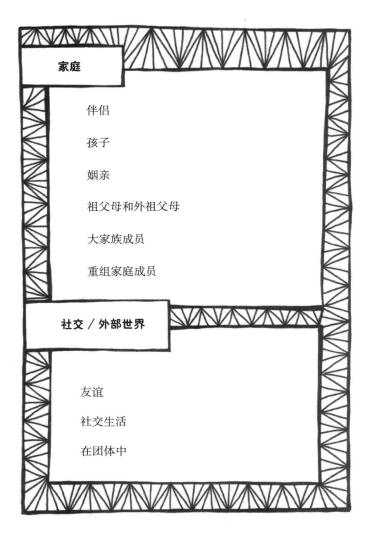

家庭

伴侣

孩子

姻亲

祖父母和外祖父母

大家族成员

重组家庭成员

社交／外部世界

友谊

社交生活

在团体中

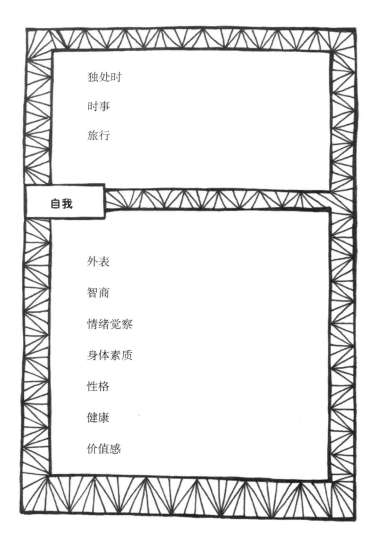

独处时

时事

旅行

自我

外表

智商

情绪觉察

身体素质

性格

健康

价值感

询问我们的负面态度和假设来自哪里是有所帮助的。

例子

让我们来举一个让你感到非常焦虑的老板的例子。如果你连续遇到两个"无情的暴君"式前老板，你可能就会认为所有老板都是这样的，那么你可能会紧张地等待你的现任老板也变得无情和严苛。

- 有多少证据支持你的观点，即你的现任老板会像之前的老板一样？
- 这是真实的还是一种选择性的信念？

在所有的焦虑问题上，都有一种倾向……高估坏事发生的可能性，并且灾难化这件可预见的坏事的后果。

（有）……一种对情况的威胁性高度敏感的倾向，并忽视积极或良好的方面。（Trower et al., 1991）

例子

那么，你的现任老板通常是体贴、冷静的，但有一天她处于极大的压力下，她会在压力下跟你沟通很紧急的事。

通常，为了帮助自己应对工作时的焦虑水平，你会尽量避免见到她。当她找到你时，她甚至会更加紧张，并且很苛刻地与你说话。

你可能会选择性地聚焦于这次偶然的互动，以向自己"证明"你的观点（所有老板都是无情和苛刻的）是准确的和符合实际的。

这种想法会如何影响你在老板身边时的焦虑水平？
给相应的记号涂上颜色。

下降

保持不变

上升

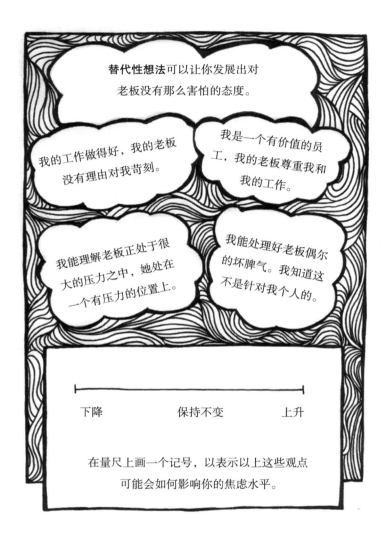

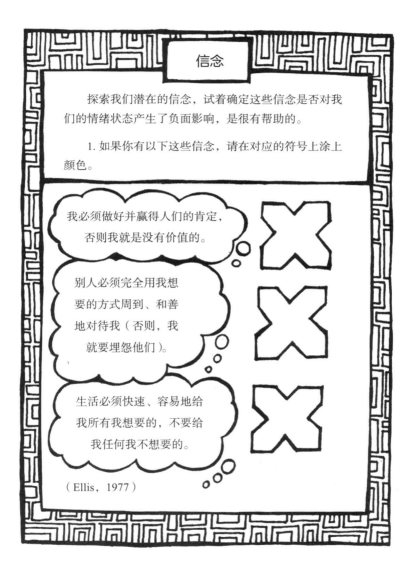

信念

探索我们潜在的信念，试着确定这些信念是否对我们的情绪状态产生了负面影响，是很有帮助的。

1. 如果你有以下这些信念，请在对应的符号上涂上颜色。

我必须做好并赢得人们的肯定，否则我就是没有价值的。

别人必须完全用我想要的方式周到、和善地对待我（否则，我就要埋怨他们）。

生活必须快速、容易地给我所有我想要的，不要给我任何我不想要的。

（Ellis，1977）

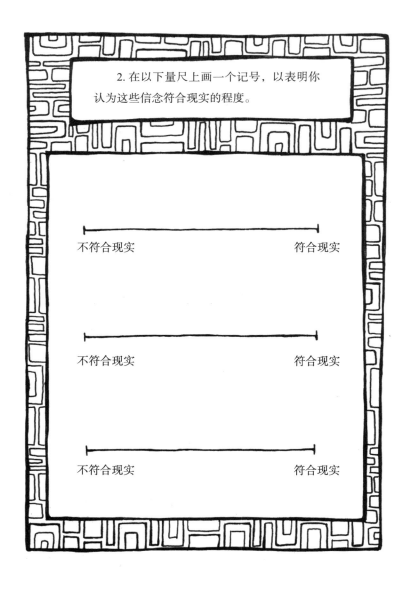

2. 在以下量尺上画一个记号，以表明你认为这些信念符合现实的程度。

不符合现实　　　　　　　　　符合现实

不符合现实　　　　　　　　　符合现实

不符合现实　　　　　　　　　符合现实

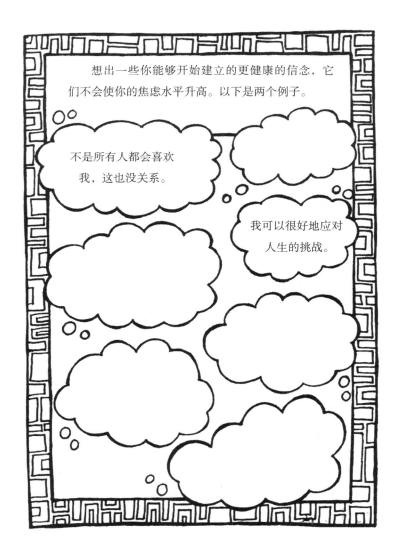

想出一些你能够开始建立的更健康的信念，它们不会使你的焦虑水平升高。以下是两个例子。

不是所有人都会喜欢我，这也没关系。

我可以很好地应对人生的挑战。

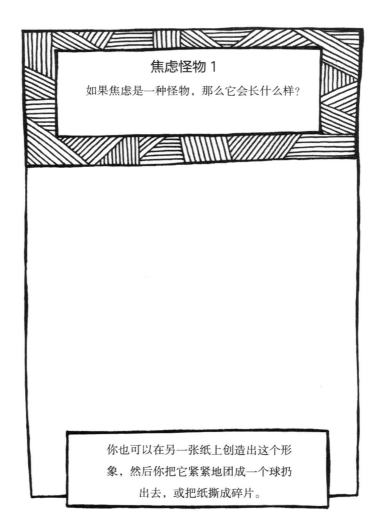

焦虑怪物 1

如果焦虑是一种怪物，那么它会长什么样?

你也可以在另一张纸上创造出这个形象，然后你把它紧紧地团成一个球扔出去，或把纸撕成碎片。

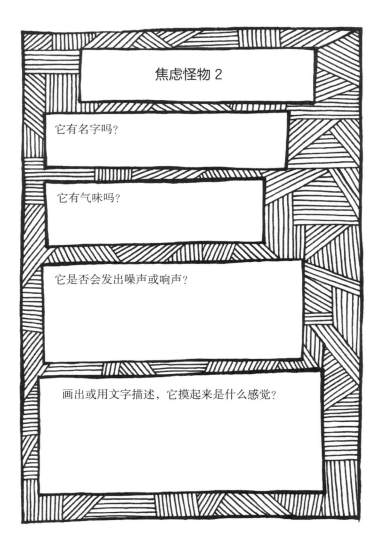

焦虑怪物 2

它有名字吗?

它有气味吗?

它是否会发出噪声或响声?

画出或用文字描述,它摸起来是什么感觉?

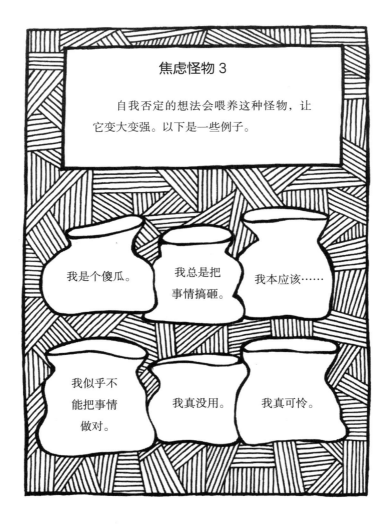

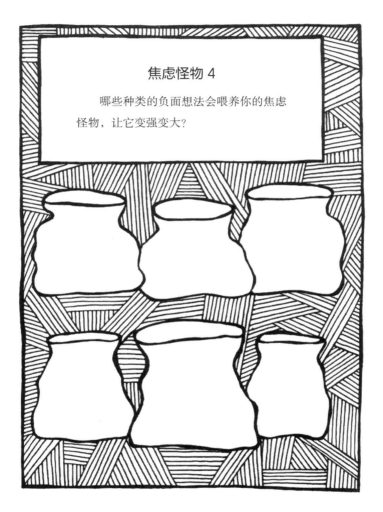

焦虑怪物 4

哪些种类的负面想法会喂养你的焦虑怪物，让它变强变大？

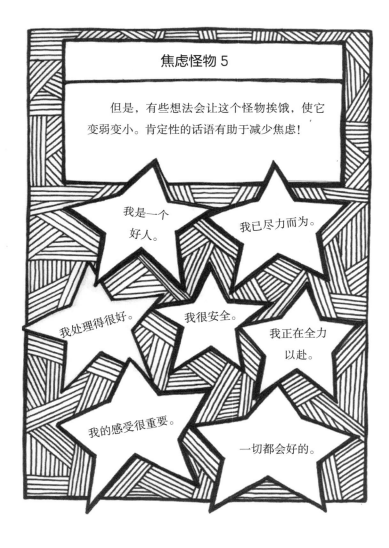

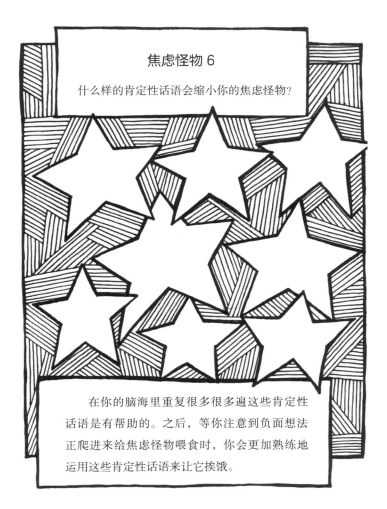

焦虑怪物 6

什么样的肯定性话语会缩小你的焦虑怪物？

　　在你的脑海里重复很多很多遍这些肯定性话语是有帮助的。之后，等你注意到负面想法正爬进来给焦虑怪物喂食时，你会更加熟练地运用这些肯定性话语来让它挨饿。

假如你的头脑是一座花园

另一个考虑想法的方式是
将你的头脑想象成一座花园。

不想要的、负面的和批评性的想法就像杂草。它
们会占领地盘以及扼杀花朵，即我们头脑中积极
的、滋养性的想法。我们可以选择允许这些杂草
来到我们的花园并让它们占领花园。我们也可以
更加积极主动地决定允许什么进入头脑，并保护
我们想要其存活的花朵。

杂草会不断卷土重来，如果我们允许它们这样
做！我们需要对我们允许什么想法进入头脑，什
么想法能滋养我们保持警觉。

通过练习，事情会更容易，第一步是注意到我们
的想法是什么，以及它们让我们感受如何。识别
哪些是杂草，哪些是花朵。

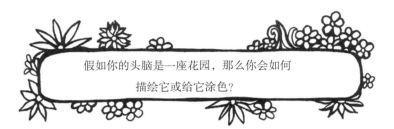

假如你的头脑是一座花园，那么你会如何
描绘它或给它涂色？

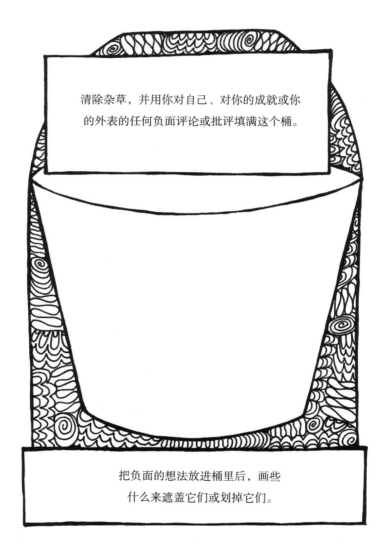

清除杂草，并用你对自己、对你的成就或你的外表的任何负面评论或批评填满这个桶。

把负面的想法放进桶里后，画些什么来遮盖它们或划掉它们。

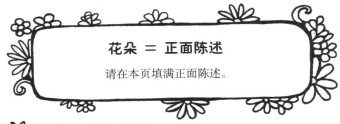

花朵 ＝ 正面陈述

请在本页填满正面陈述。

 我是一个很好的朋友。

　　　　　　　　　我尽我所能地处理了这件事。

 我很善良。

　　　　　　　我是一个有爱的人。

情绪

情绪

请在下列量尺上画一个记号，以表示你与像焦虑这样的情绪相处时的舒适程度。

|————————————————————————|
放松　　　　　　　　　　　　　　　　不舒适

我们大多数人都发展出了策略（通常我们不会觉察到）来应对令自己感到不舒服的困难情绪，但是随着时间推移，这样做却可能导致这些情绪更加强烈。

你越多地练习与情绪相处，就会越少感到自己对它们的恐惧。

关于情绪的信念

只有在你**相信自己可以**控制情绪的情况下，你才能**逐渐掌控**自己的情绪，这对于减少情绪困扰是必要的。（Winch，2018）

请在量尺上画一个记号，以表明你认为自己的情绪在多大程度上是固定的或可塑的。

固定的　　　　　　　　　　　可塑的

情绪是可塑的还是固定的，关于这一点，个体持有的信念对于他们的情绪体验以及在调节情绪这件事上的投入程度，都有着至关重要的作用。（Kneeland et al., 2006）

处理不适情绪，尝试让自己感觉更好的常用策略是：

- 忽视它们；
- 压抑它们；
- 转移注意力。

将我们的注意力从激发焦虑的想法和生理症状上转移开是有帮助的，但是将我们的注意力从自己的情绪上转移开通常会导致更高水平的痛苦。

学会**觉察、承认和接纳**自己的感受，会提升我们的情绪智力。这样一来，当我们在情绪上感到不适时，我们会更容易控制自己的反应。

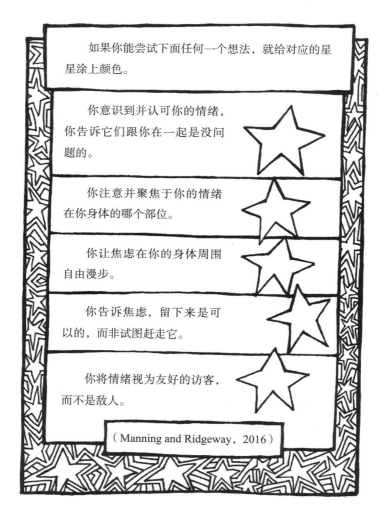

如果你能尝试下面任何一个想法，就给对应的星星涂上颜色。

你意识到并认可你的情绪，你告诉它们跟你在一起是没问题的。

你注意并聚焦于你的情绪在你身体的哪个部位。

你让焦虑在你的身体周围自由漫步。

你告诉焦虑，留下来是可以的，而非试图赶走它。

你将情绪视为友好的访客，而不是敌人。

（Manning and Ridgeway，2016）

日记

有研究人员（Mercer et al.，2010）发现，医学学生比普通大众体验到更高水平的压力和焦虑，并就此展开了一项研究。该研究结果显示记视觉日记有助于降低压力和焦虑水平。

对于情绪表达，创作视觉日记可以是一种很好的释放方式。请你在接下来的页面中，着手记日记来表达自己每天的心情吧。画一幅画来表达你的情绪，没有其他任何目的，只是帮助你与你的情绪世界联结，表达情绪并释放它们。

如果你发现记视觉日记具有疗愈作用，那么你可以在本册最后的空白页或另一个本子上继续记录。

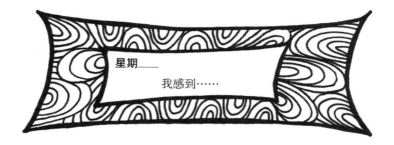

星期＿＿

我感到……

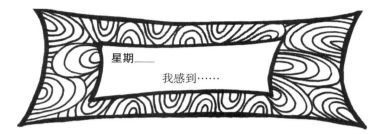

星期＿＿

我感到……

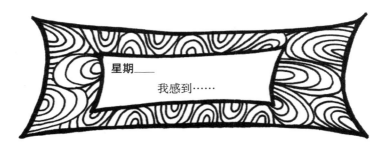

星期＿＿

我感到……

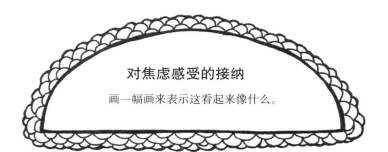

对焦虑感受的接纳

画一幅画来表示这看起来像什么。

生理反应

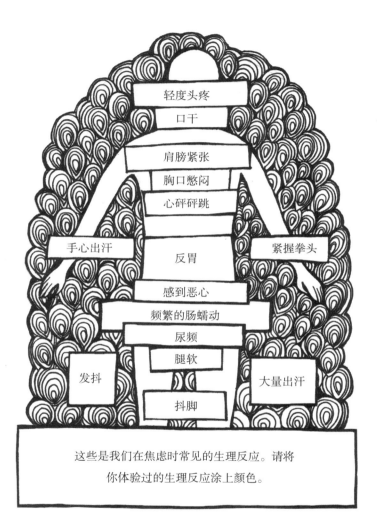

轻度头疼

口干

肩膀紧张

胸口憋闷

心砰砰跳

手心出汗　　反胃　　紧握拳头

感到恶心

频繁的肠蠕动

尿频

腿软

发抖　　大量出汗

抖脚

这些是我们在焦虑时常见的生理反应。请将
你体验过的生理反应涂上颜色。

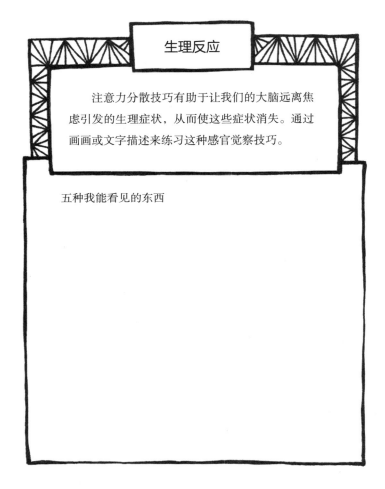

生理反应

注意力分散技巧有助于让我们的大脑远离焦虑引发的生理症状，从而使这些症状消失。通过画画或文字描述来练习这种感官觉察技巧。

五种我能看见的东西

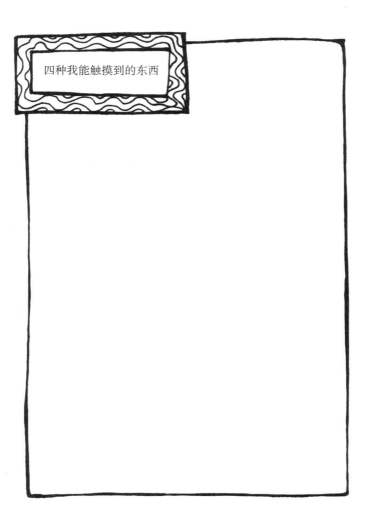

四种我能触摸到的东西

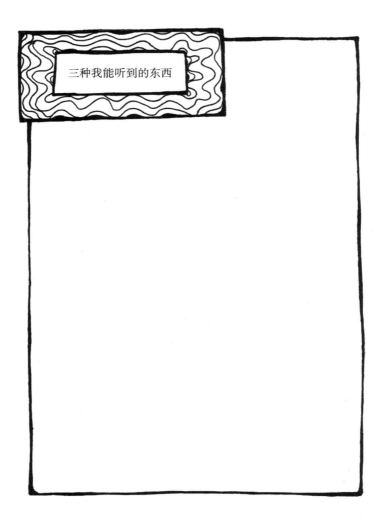

三种我能听到的东西

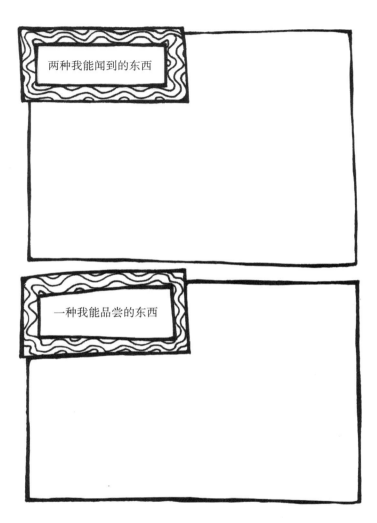

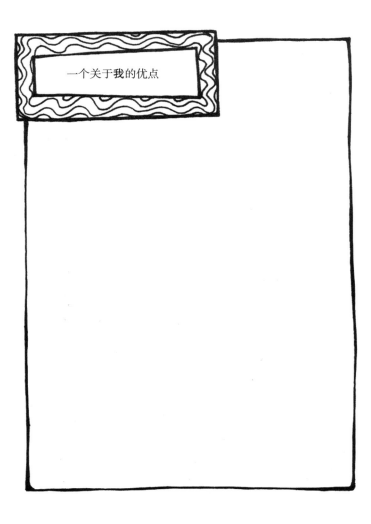

一个关于**我**的优点

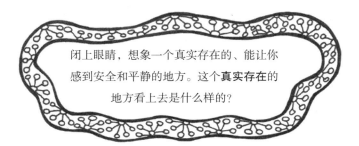

闭上眼睛，想象一个真实存在的、能让你感到安全和平静的地方。这个**真实存在的**地方看上去是什么样的？

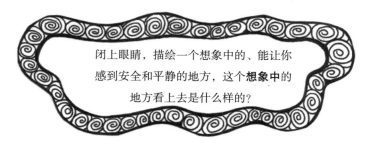

闭上眼睛，描绘一个想象中的、能让你感到安全和平静的地方，这个**想象中**的地方看上去是什么样的？

行为

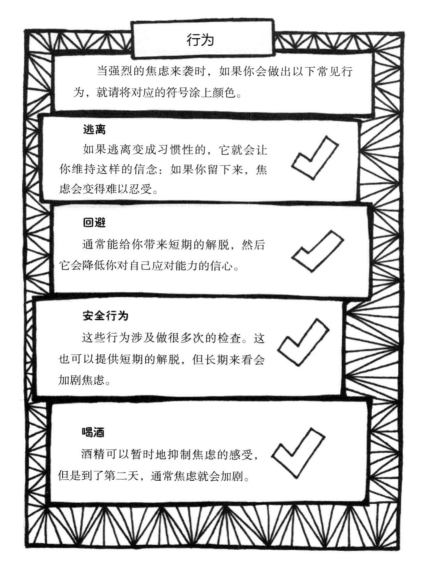

行为

当强烈的焦虑来袭时，如果你会做出以下常见行为，就请将对应的符号涂上颜色。

逃离

如果逃离变成习惯性的，它就会让你维持这样的信念：如果你留下来，焦虑会变得难以忍受。

回避

通常能给你带来短期的解脱，然后它会降低你对自己应对能力的信心。

安全行为

这些行为涉及做很多次的检查。这也可以提供短期的解脱，但长期来看会加剧焦虑。

喝酒

酒精可以暂时地抑制焦虑的感受，但是到了第二天，通常焦虑就会加剧。

小范围地"尝试"一种不同的反应行为是有所帮助的。例如，在一种焦虑的情景下坚持久一点，这样你就可以知道，焦虑最终会过去，而不是淹没你；或者，你也会认识到即使没有完成所有的检查，有些可怕的事也并不会发生。通过这些方式，你的自信将逐渐地提高。

画出或描述出任何你想要改变的行为。

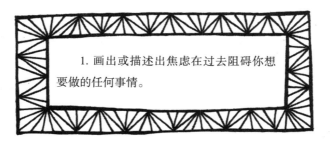

1. 画出或描述出焦虑在过去阻碍你想要做的任何事情。

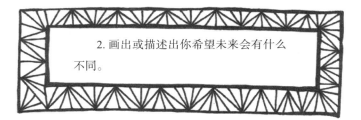

2.画出或描述出你希望未来会有什么不同。

不同类型的焦虑

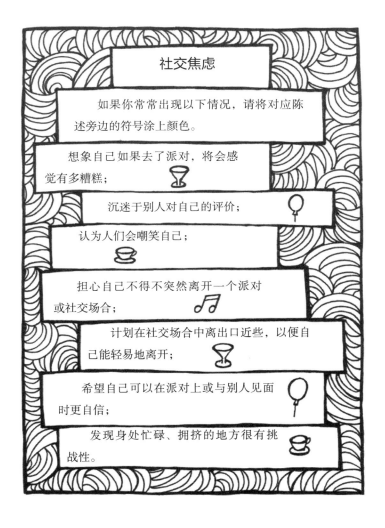

社交焦虑

如果你常常出现以下情况，请将对应陈述旁边的符号涂上颜色。

想象自己如果去了派对，将会感觉有多糟糕；

沉迷于别人对自己的评价；

认为人们会嘲笑自己；

担心自己不得不突然离开一个派对或社交场合；

计划在社交场合中离出口近些，以便自己能轻易地离开；

希望自己可以在派对上或与别人见面时更自信；

发现身处忙碌、拥挤的地方很有挑战性。

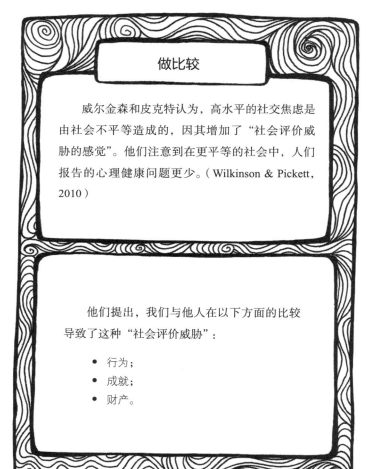

做比较

威尔金森和皮克特认为，高水平的社交焦虑是由社会不平等造成的，因其增加了"社会评价威胁的感觉"。他们注意到在更平等的社会中，人们报告的心理健康问题更少。（Wilkinson & Pickett，2010）

他们提出，我们与他人在以下方面的比较导致了这种"社会评价威胁"：

- 行为；
- 成就；
- 财产。

通过练习将批评性的想法替换成**肯定评价**，可以增加我们的自信，从而能够真正有助于减少社交焦虑。

然后，这将影响我们的**态度**和**假设**。我们会开始想到如果有人考虑不周或批评我们，这并不要紧。如果他们这样做，那么我们就来应对这个情景！

实际上，没有人会死于尴尬。如果我们感觉自己做过的某些事很蠢，我就需要让自己喘口气，将这些批评性的自我对话替换为友善、滋养性的话语。

我们需要允许自己偶尔犯错。"将所有事一直都做对"的压力是不健康的，还可能会导致我们更加焦虑并犯错。

做出小的改变，逐渐走出舒适区，可以提升我们对于坏事不会发生的信心，并且将引导我们逐步实现目标。

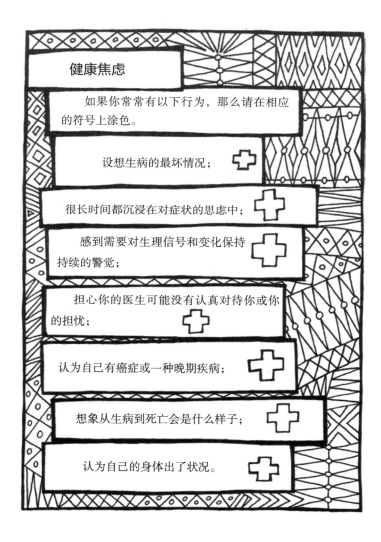

身体检查

　　如果你在一天之内多次检查自己的身体，这会干扰你的日常生活。这种检查只能暂时缓解你的担忧，而且会提高你的焦虑水平。

　　为你的检查行为设置一个记号，并画出一星期中的每一天有多少次你感到需要做身体检查。

星期一

星期二

星期三

星期四

星期五

星期六

星期日

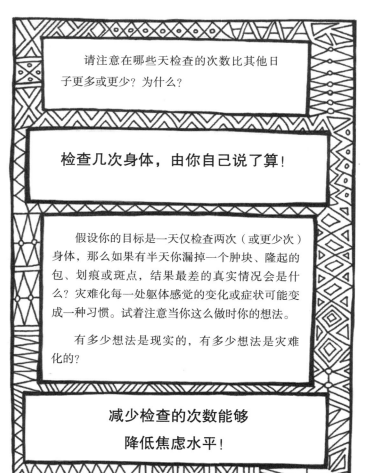

请注意在哪些天检查的次数比其他日子更多或更少？为什么？

检查几次身体，由你自己说了算！

假设你的目标是一天仅检查两次（或更少次）身体，那么如果有半天你漏掉一个肿块、隆起的包、划痕或斑点，结果最差的真实情况会是什么？灾难化每一处躯体感觉的变化或症状可能变成一种习惯。试着注意当你这么做时你的想法。

有多少想法是现实的，有多少想法是灾难化的？

减少检查的次数能够

降低焦虑水平！

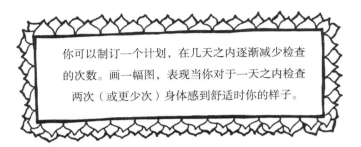

你可以制订一个计划，在几天之内逐渐减少检查的次数。画一幅图，表现当你对于一天之内检查两次（或更少次）身体感到舒适时你的样子。

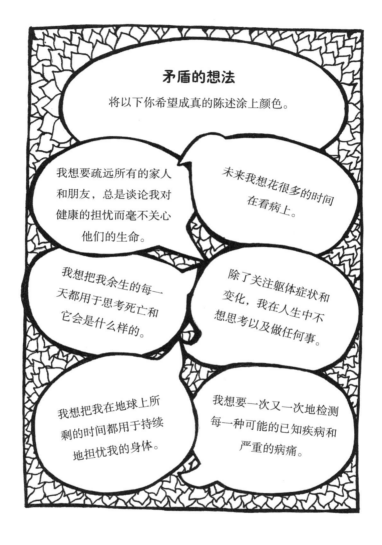

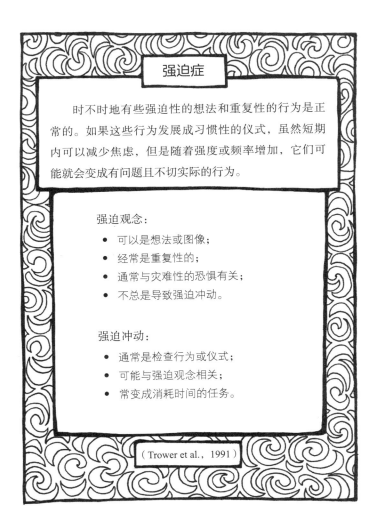

强迫症

时不时地有些强迫性的想法和重复性的行为是正常的。如果这些行为发展成习惯性的仪式，虽然短期内可以减少焦虑，但是随着强度或频率增加，它们可能就会变成有问题且不切实际的行为。

强迫观念：

- 可以是想法或图像；
- 经常是重复性的；
- 通常与灾难性的恐惧有关；
- 不总是导致强迫冲动。

强迫冲动：

- 通常是检查行为或仪式；
- 可能与强迫观念相关；
- 常变成消耗时间的任务。

（Trower et al.，1991）

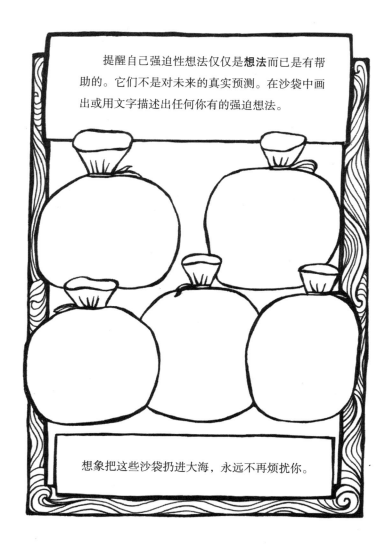

提醒自己强迫性想法仅仅是**想法**而已是有帮助的。它们不是对未来的真实预测。在沙袋中画出或用文字描述出任何你有的强迫想法。

想象把这些沙袋扔进大海，永远不再烦扰你。

如果你决定努力对自己的想法有更多的掌控，你会选择思索什么令人愉悦的主题来替代负面或灾难性的想法呢？

一些例子有：

- 准备跑马拉松的训练；
- 梦寐以求的工作；
- 一个假期；
- 如何庆祝下一个生日；
- 上次我捧腹大笑时；
- 一个让我感到亲近的人；
- 一个我喜欢的爱好；
- 一段令人愉快的旅程；
- 与朋友们共度一个下午。

用你自己的想法或从以上这些例子中选取五个主题，在接下来的页面上画出与这些主题相关的图象，或者用文字描述出关于在哪里、如何、和谁一起、在何时等细节。

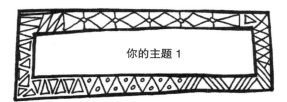

你的主题 1

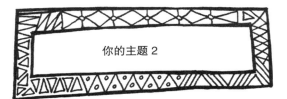

你的主题 2

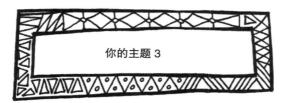

你的主题 3

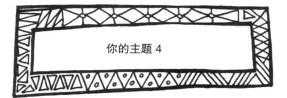

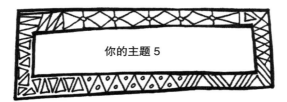

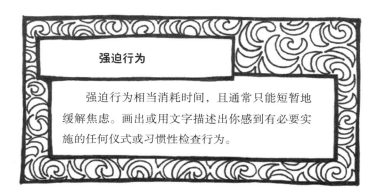

强迫行为

　　强迫行为相当消耗时间，且通常只能短暂地缓解焦虑。画出或用文字描述出你感到有必要实施的任何仪式或习惯性检查行为。

你可能需要尝试逐渐减少你实施这些强迫行为的次数，并使用前面提到过的一些技巧来与焦虑感"和平共处"，同时处理任何负面的或灾难性的想法，它们通常是强迫行为背后的"燃料"。

将你花在这些行为上的时间累加计算。在上周，这一时长是：＿＿＿

将来你还可以如何使用这些时间？

请记住：**你可以选择**！

通过尝试逐渐减少你将强迫冲动付诸行动的次数，你的自信心将会增加，并且你会认识到，即使不去做这些强迫行为，灾难性的事件也不会发生。

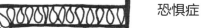

恐惧症

　　通常指对某个物品、事件或情景的一种非理性的恐惧。

　　如果你有任何的恐惧症，画出来或描述出来。

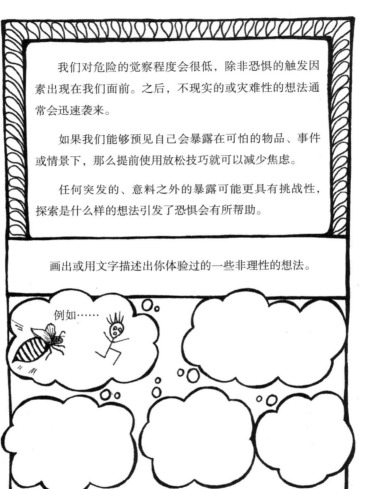

我们对危险的觉察程度会很低，除非恐惧的触发因素出现在我们面前。之后，不现实的或灾难性的想法通常会迅速袭来。

如果我们能够预见自己会暴露在可怕的物品、事件或情景下，那么提前使用放松技巧就可以减少焦虑。

任何突发的、意料之外的暴露可能更具有挑战性，探索是什么样的想法引发了恐惧会有所帮助。

画出或用文字描述出你体验过的一些非理性的想法。

例如……

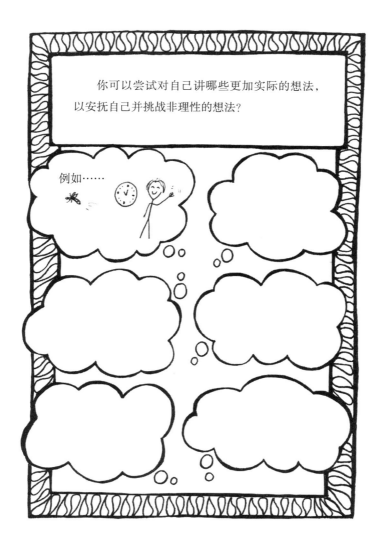

你可以尝试对自己讲哪些更加实际的想法，以安抚自己并挑战非理性的想法？

例如……

画一幅图，描绘你如何应对突然暴露在令人感到害怕的事物 / 事件 / 情景面前。

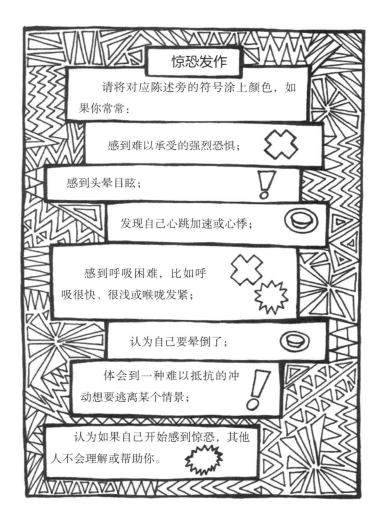

惊恐发作

请将对应陈述旁的符号涂上颜色，如果你常常：

感到难以承受的强烈恐惧；

感到头晕目眩；

发现自己心跳加速或心悸；

感到呼吸困难，比如呼吸很快、很浅或喉咙发紧；

认为自己要晕倒了；

体会到一种难以抵抗的冲动想要逃离某个情景；

认为如果自己开始感到惊恐，其他人不会理解或帮助你。

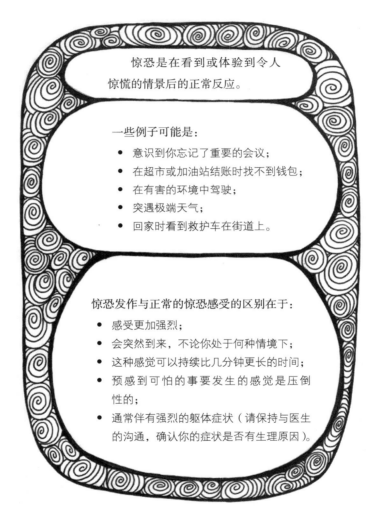

惊恐是在看到或体验到令人惊慌的情景后的正常反应。

一些例子可能是：

- 意识到你忘记了重要的会议；
- 在超市或加油站结账时找不到钱包；
- 在有害的环境中驾驶；
- 突遇极端天气；
- 回家时看到救护车在街道上。

惊恐发作与正常的惊恐感受的区别在于：

- 感受更加强烈；
- 会突然到来，不论你处于何种情境下；
- 这种感觉可以持续比几分钟更长的时间；
- 预感到可怕的事要发生的感觉是压倒性的；
- 通常伴有强烈的躯体症状（请保持与医生的沟通，确认你的症状是否有生理原因）。

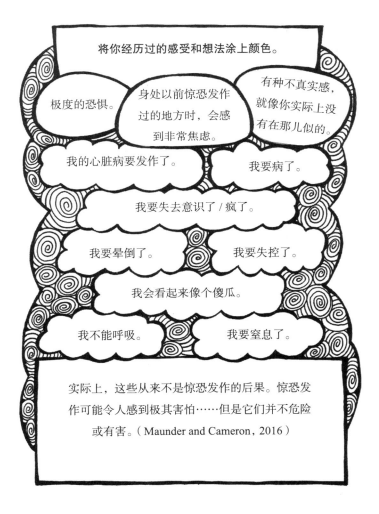

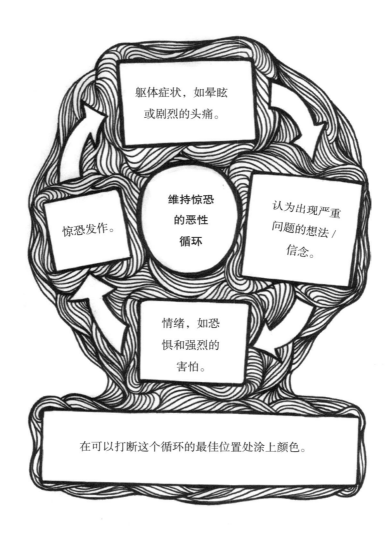

躯体症状，如晕眩或剧烈的头痛。

维持惊恐的恶性循环

惊恐发作。

认为出现严重问题的想法 / 信念。

情绪，如恐惧和强烈的害怕。

在可以打断这个循环的最佳位置处涂上颜色。

我们常常很难相信自己的想法能产生如此强烈的恐惧感受，但是如果我们认为有些事是百分之百确定的，那么这些事对我们来说就仿佛跟真的一样。（Maunder and Cameron，2016）

一旦我们明白它们不是有害的或危险的，**惊恐发作常常就会减少。**

想法

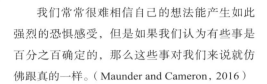

一旦我们接受这一信念，我们就可以使用抚慰性的自我对话来帮助自己冷静下来。

生理反应

我们可以使用很多技巧来减少与惊恐相关的想法或感受激发的压力荷尔蒙。最常用的技巧是放松技术、冥想呼吸技巧和练习。

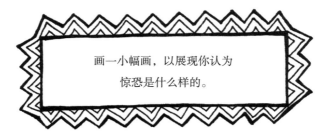

画一小幅画，以展现你认为
惊恐是什么样的。

假设当你感到惊恐开始袭来时，你已经成为一个能够使用舒缓和抚慰性自我对话的专家。画一幅画，表现这种舒缓的方法是什么样的，以及平静下来后你的感受如何。

当你完成这幅画时，你可以再次使用这里用过的颜色，盖住前一页的图像。

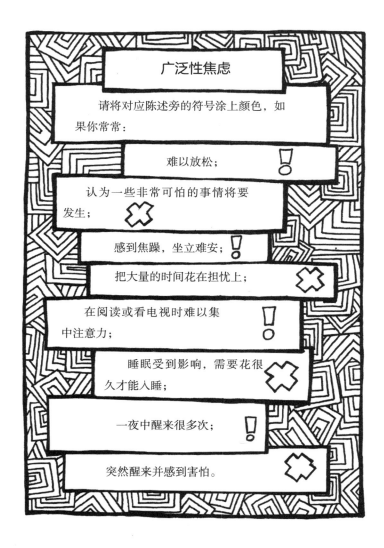

广泛性焦虑

请将对应陈述旁的符号涂上颜色，如果你常常：

难以放松；

认为一些非常可怕的事情将要发生；

感到焦躁，坐立难安；

把大量的时间花在担忧上；

在阅读或看电视时难以集中注意力；

睡眠受到影响，需要花很久才能入睡；

一夜中醒来很多次；

突然醒来并感到害怕。

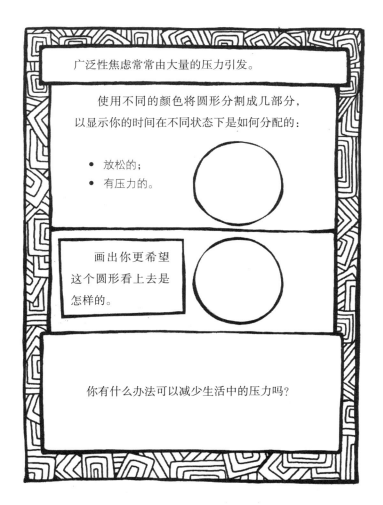

广泛性焦虑常常由大量的压力引发。

使用不同的颜色将圆形分割成几部分，
以显示你的时间在不同状态下是如何分配的：

- 放松的；
- 有压力的。

画出你更希望
这个圆形看上去是
怎样的。

你有什么办法可以减少生活中的压力吗？

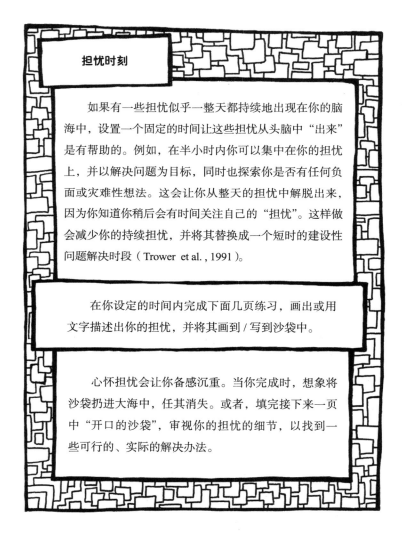

担忧时刻

　　如果有一些担忧似乎一整天都持续地出现在你的脑海中，设置一个固定的时间让这些担忧从头脑中"出来"是有帮助的。例如，在半小时内你可以集中在你的担忧上，并以解决问题为目标，同时也探索你是否有任何负面或灾难性想法。这会让你从整天的担忧中解脱出来，因为你知道你稍后会有时间关注自己的"担忧"。这样做会减少你的持续担忧，并将其替换成一个短时的建设性问题解决时段（Trower et al., 1991）。

　　在你设定的时间内完成下面几页练习，画出或用文字描述出你的担忧，并将其画到／写到沙袋中。

　　心怀担忧会让你备感沉重。当你完成时，想象将沙袋扔进大海中，任其消失。或者，填完接下来一页中"开口的沙袋"，审视你的担忧的细节，以找到一些可行的、实际的解决办法。

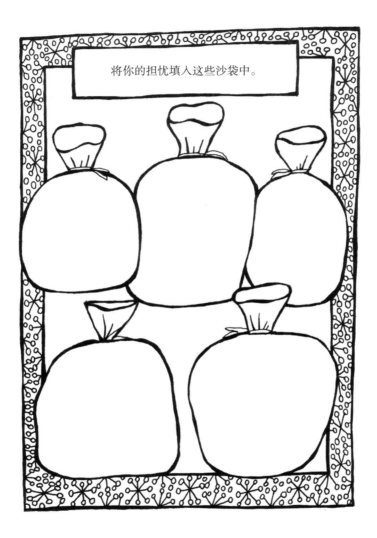

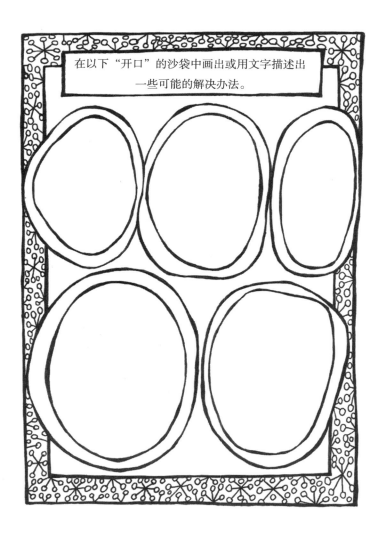

放松

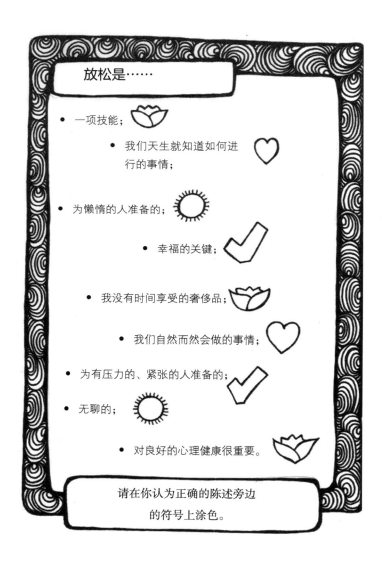

放松是……

- 一项技能；
  - 我们天生就知道如何进行的事情；
- 为懒惰的人准备的；
  - 幸福的关键；
  - 我没有时间享受的奢侈品；
  - 我们自然而然会做的事情；
- 为有压力的、紧张的人准备的；
- 无聊的；
  - 对良好的心理健康很重要。

请在你认为正确的陈述旁边的符号上涂色。

当我们感到焦虑或有压力时，常常忘记放松，但放松对降低焦虑水平至关重要。

我们可能知道这一点，并且认为放松是个好主意，但只有当我们定期练习放松技巧，才能感受到它的益处。

大多数人都知道什么有助于放松，而且我们有不同的方式可以有效地做到这一点。放松对于缓解很多生理症状都有帮助，比如：

- 提升睡眠质量；
- 降低血压；
- 减慢呼吸速率；
- 减少肌肉紧张；
- 使大脑平静；
- 提高注意力；
- 减少压力荷尔蒙的释放。

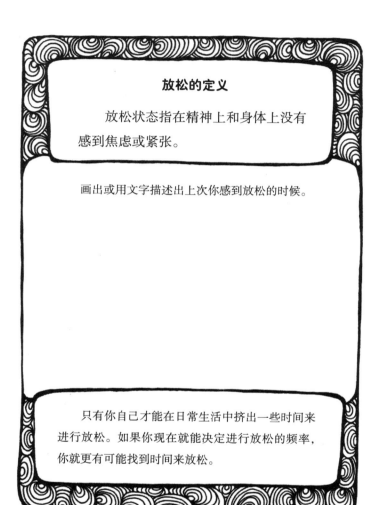

放松的定义

放松状态指在精神上和身体上没有感到焦虑或紧张。

画出或用文字描述出上次你感到放松的时候。

只有你自己才能在日常生活中挤出一些时间来进行放松。如果你现在就能决定进行放松的频率，你就更有可能找到时间来放松。

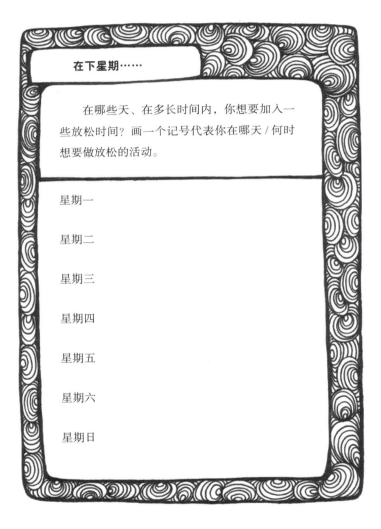

在下星期……

在哪些天、在多长时间内，你想要加入一些放松时间？画一个记号代表你在哪天／何时想要做放松的活动。

星期一

星期二

星期三

星期四

星期五

星期六

星期日

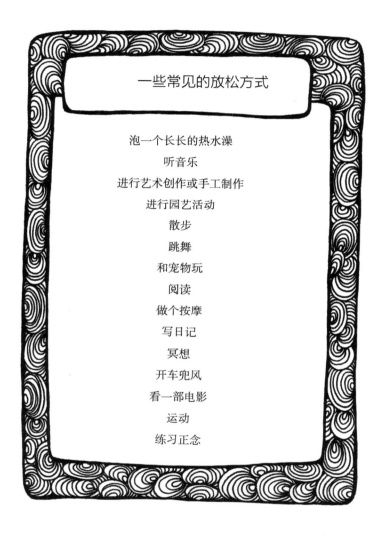

一些常见的放松方式

泡一个长长的热水澡

听音乐

进行艺术创作或手工制作

进行园艺活动

散步

跳舞

和宠物玩

阅读

做个按摩

写日记

冥想

开车兜风

看一部电影

运动

练习正念

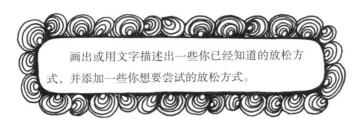

　　画出或用文字描述出一些你已经知道的放松方式，并添加一些你想要尝试的放松方式。

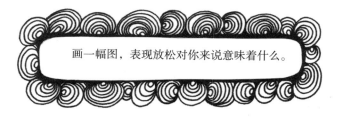

画一幅图，表现放松对你来说意味着什么。

曼陀罗

曼陀罗是圆形的图像，常用于引发治疗性变化或辅助放松。

虽然曼陀罗绘画并不能魔术般地减少焦虑……但研究显示，在圆形内作画的方式对身体有镇静性的生理影响，如心率和体温方面的改变。（Malchiodi，2007）

对于很多挣扎于情绪问题的人来说，作为一种改变或转化的信号，曼陀罗会自发地浮现。（Malchiodi，2007）

在接下来的页面上创作你自己的曼陀罗，没有其他目的，就只是看看什么会浮现出来。也要注意在你创作这些图像之前和之后的感受，因为根据你当时有多焦虑或多放松，图像之间可能有些不同。

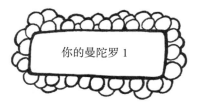

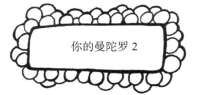

你的曼陀罗 2

掌控焦虑

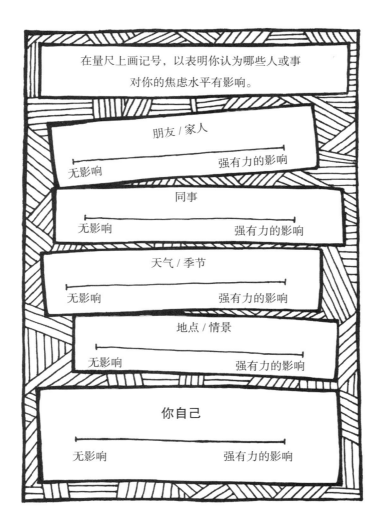

在量尺上画记号，以表明你认为哪些人或事对你的焦虑水平有影响。

朋友／家人

无影响　　　　　　　　　　强有力的影响

同事

无影响　　　　　　　　　　强有力的影响

天气／季节

无影响　　　　　　　　　　强有力的影响

地点／情景

无影响　　　　　　　　　　强有力的影响

你自己

无影响　　　　　　　　　　强有力的影响

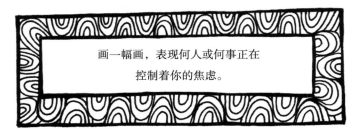

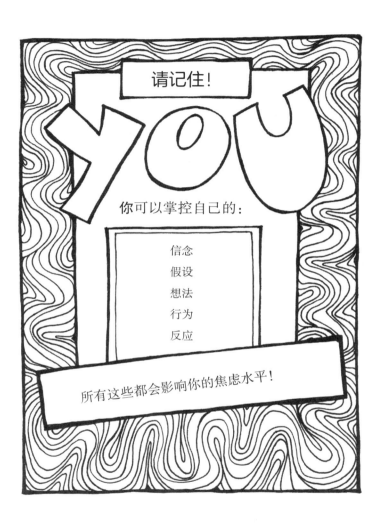

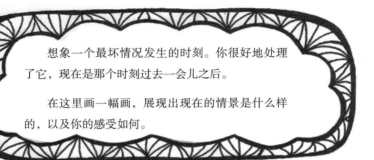

想象一个最坏情况发生的时刻。你很好地处理了它，现在是那个时刻过去一会儿之后。

在这里画一幅画，展现出现在的情景是什么样的，以及你的感受如何。

祝贺你!

为了完成本册中的练习所付出的努力,
以及在改变行为和管理焦虑水平上所投入
的时间证明了你有多想要:

- 掌控自己的生活;
- 掌控自己的幸福;
- 掌控自己的心理健康;
- 掌控自己的未来;
- 成为自己想成为的人。

做到这些需要勇气和力量。

我希望你能够认可自己为这些已经达成的成就所
付出的努力!

记录你的感受

The CBT Art Workbook for Coping with Depression
ISBN:978-1-78775-096-8
Copyright © 2020 by Jennifer Guest

The CBT Art Workbook for Coping with Anxiety
ISBN: 978-1-78775-012-8
Copyright © 2019 by Jennifer Guest

The CBT Art Workbook for Managing Anger
ISBN: 978-1-78775-100-2
Copyright © 2020 by Jennifer Guest

The CBT Art Workbook for Managing Stress
ISBN: 978-1-78775-098-2
Copyright © 2020 by Jennifer Guest

The CBT Art Activity Book : 100 Illustrated Handouts for Creative
Therapeutic Work
ISBN: 978-1-84905-665-6
Copyright © 2015 by Jennifer Guest

作者简介

珍妮弗·格斯特（Jennifer Guest）

英国咨询师和心理治疗师协会认证会员，拥有艺术和设计的荣誉学位，从事临床治疗工作已有 14 年，在英格兰北部地区的多个咨询中心和学校为成年人、夫妻和年轻人提供咨询服务。在咨询工作之外，格斯特还对绘画和涂鸦充满了热情，因此她也把自己对艺术的热爱与治疗工作结合，开发出本书中极具特色的艺术疗愈练习。

译者简介

王建平

北京师范大学心理学部教授、博士生导师；北京师范大学心理学部临床与咨询心理学院副院长（2020—），中国心理卫生协会认知行为治疗（CBT）专业委员会副主任委员（2015—），中国心理学会临床心理学注册工作委员会第四届常委。首都医科大学临床心理学系副主任（2007—2017），中国抗癌协会心理社会肿瘤学专业委员会第一届副主任委员（2006），北师大"心理咨询与研究中心"创始人（2002）。中国首批临床心理学注册督导师、创伤治疗师（2007）；美国认知治疗学院（ACT）Fellow

（2015—）以及认证 CBT 治疗师（2013—），美国贝克 CBT 研究所（Beck Institute of CBT）国际顾问委员会委员（2019—）。

岳宗璞

社会工作硕士，儿童保护社会工作从业者。

阅读成就思想……

Read to Achieve

The CBT Art Workbook

情绪彩虹书

CBT 艺术疗愈完全手册

应对愤怒

［英］珍妮弗·格斯特（Jennifer Guest）著

王建平 殷炜珍 译

中国人民大学出版社

·北京·

图书在版编目（CIP）数据

情绪彩虹书：CBT艺术疗愈完全手册. 4，应对愤怒 /
（英）珍妮弗·格斯特（Jennifer Guest）著；王建平，
殷炜珍译. -- 北京：中国人民大学出版社，2022.1
　　ISBN 978-7-300-30002-3

　　Ⅰ．①情… Ⅱ．①珍… ②王… ③殷… Ⅲ．①认知—
行为疗法 Ⅳ．①R749.055

中国版本图书馆CIP数据核字(2021)第220150号

情绪彩虹书：CBT艺术疗愈完全手册·应对愤怒
［英］珍妮弗·格斯特（Jennifer Guest）　著
王建平　殷炜珍　译
Qingxu Caihongshu：CBT Yishu Liaoyu Wanquan Shouce·Yingdui Fennu

出版发行	中国人民大学出版社	
社　　址	北京中关村大街 31 号	**邮政编码**　100080
电　　话	010-62511242（总编室）	010-62511770（质管部）
	010-82501766（邮购部）	010-62514148（门市部）
	010-62515195（发行公司）	010-62515275（盗版举报）
网　　址	http://www.crup.com.cn	
经　　销	新华书店	
印　　刷	天津中印联印务有限公司	
开　　本	890 mm×1240 mm　1/32	**版　次** 2022 年 1 月第 1 版
印　　张	3.25　插页 1	**印　次** 2024 年 12 月第 3 次印刷
字　　数	36 000	**定　价** 175.00 元（全六册）

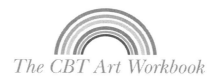

目录

观察　　　　　/ 001

认知　　　　　/ 012

情绪　　　　　/ 037

行为　　　　　/ 052

生理反应　　　/ 063

保持冷静　　　/ 082

记录你的感受　/ 094

观察

观察 1

对自己的习惯提高觉察，这是我们最先使用的 CBT 技术之一。觉察的内容包括我们的想法、情绪、行为和生理感觉。

将这些内容记录在日记中，能够使我们追踪这些不同的方面，帮助我们建立它们之间的联系。保持记录也有利于鼓励我们发展出一个更客观的看待问题的视角。（Manning and Ridgeway，2016）

你可以借助接下来的几页表格填写日记，以识别你体验到愤怒的时刻。如果你想要做更多记录，可以在本册最后的空白页或另一个笔记本上继续。

你可以将自己的感受画出来，也可以使用记号或者文字描述自己的反应。选择你喜欢的方式即可。

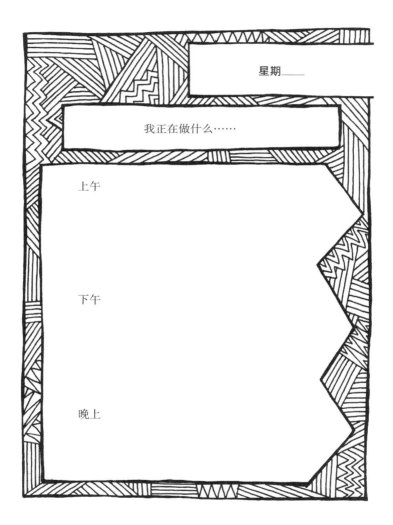

星期＿＿＿＿

我正在做什么……

上午

下午

晚上

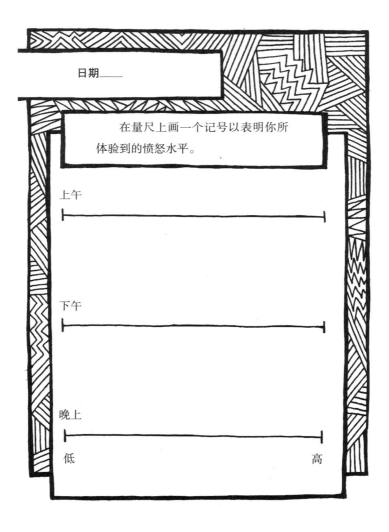

日期＿＿＿

在量尺上画一个记号以表明你所体验到的愤怒水平。

上午

下午

晚上

低 高

观察 2

一旦我们识别出一些让我们感到困难的情景，将有助于我们探索自己的以下方面，并了解它们是如何影响我们的**行为**的：

- 想法；
- 情绪；
- 生理感觉。

对于自己对特定事情的想法，以及它们如何影响自己的感受、情绪和行为，我们往往没有太多觉察，并倾向于就这样度过每天的生活。

记录这些有助于我们专注在自己想要改变的东西上，并让我们意识到，我们可以更好地控制自己的情绪和行为反应。

在下面的几页中，请填写当你体验到愤怒时的情景和触发因素。

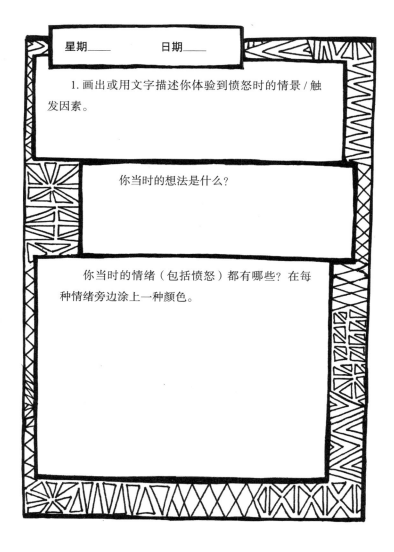

星期____   日期____

1.画出或用文字描述你体验到愤怒时的情景／触发因素。

你当时的想法是什么？

你当时的情绪（包括愤怒）都有哪些？在每种情绪旁边涂上一种颜色。

2. 将每种情绪所对应的颜色涂在下面的空白人体图中，以表明在这个特定的情景下，你身体的哪些部位正在体验包括愤怒在内的每种情绪。

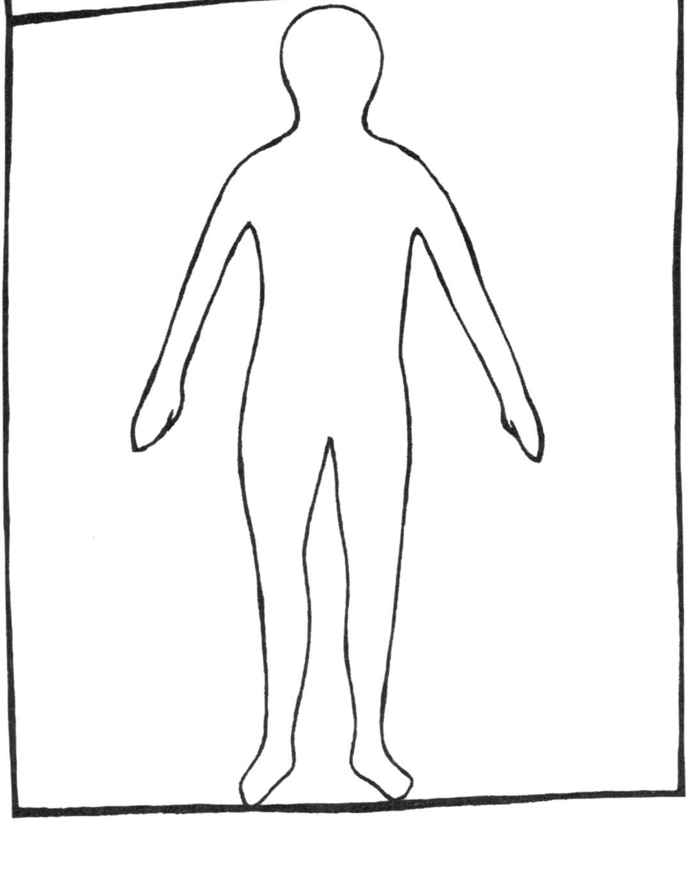

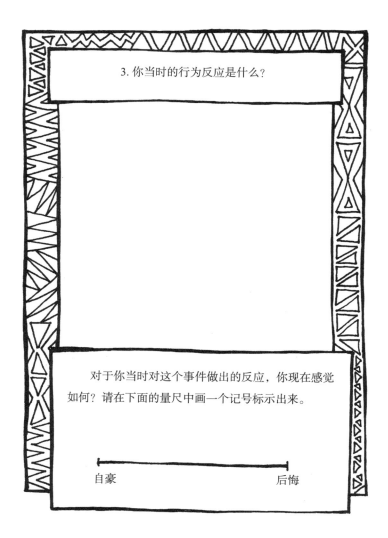

3. 你当时的行为反应是什么？

对于你当时对这个事件做出的反应，你现在感觉如何？请在下面的量尺中画一个记号标示出来。

自豪　　　　　　　　　　　　后悔

星期＿＿＿＿　　　　日期＿＿＿＿

1.画出或用文字描述你体验到愤怒时的情景／触发因素。

你当时的想法是什么？

你当时的情绪（包括愤怒）都有哪些？在每种情绪旁边涂上一种颜色。

2. 将每种情绪所对应的颜色涂在下面的空白人体图中，以表明在这个特定的情景下，你身体的哪些部位正在体验包括愤怒在内的每种情绪。

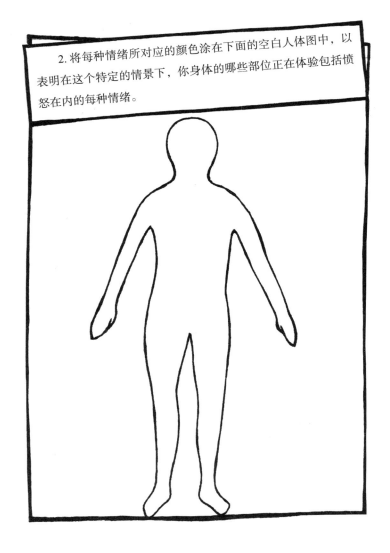

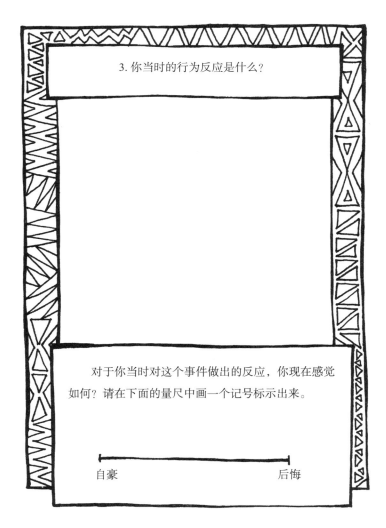

3. 你当时的行为反应是什么?

对于你当时对这个事件做出的反应，你现在感觉如何？请在下面的量尺中画一个记号标示出来。

自豪　　　　　　　　　　　　　　　后悔

认知

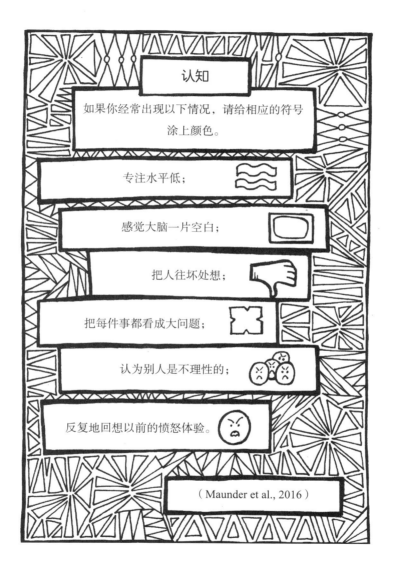

认知

如果你经常出现以下情况，请给相应的符号涂上颜色。

专注水平低；

感觉大脑一片空白；

把人往坏处想；

把每件事都看成大问题；

认为别人是不理性的；

反复地回想以前的愤怒体验。

（Maunder et al., 2016）

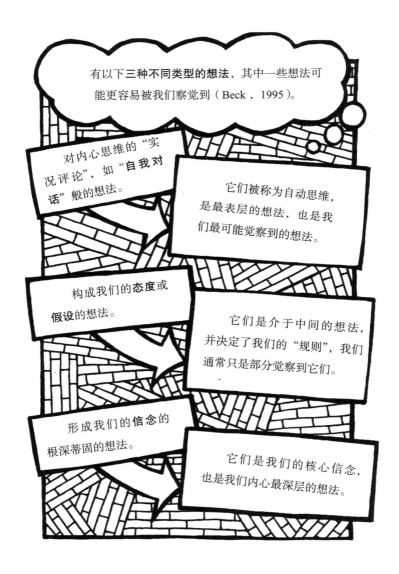

有以下三种不同类型的想法，其中一些想法可能更容易被我们察觉到（Beck ，1995）。

对内心思维的"实况评论"，如"自我对话"般的想法。

它们被称为自动思维，是最表层的想法，也是我们最可能觉察到的想法。

构成我们的**态度**或**假设**的想法。

它们是介于中间的想法，并决定了我们的"规则"，我们通常只是部分觉察到它们。

形成我们的**信念**的根深蒂固的想法。

它们是我们的核心信念，也是我们内心最深层的想法。

CBT 通常先关注自动思维，从而让你认识到自己内心对话的本质。

请在下面的量尺上画一个记号，以表示你的自我对话通常是什么样的。

友善的 ├─────────────────────┤ 批评的

本册将会有几页内容让你更深入地了解自己的想法，以便确定哪些地方可以做出改变。

探索和练习新的思维方式会让你感觉自己像是在未知中冒险，你可能也会感到害怕。持之以恒，去尝试做出这种改变，你很快就会明白这么做的益处——你会感到更有信心、更有力量来管理愤怒！

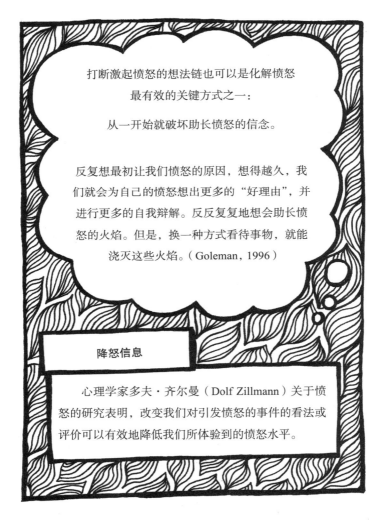

打断激起愤怒的想法链也可以是化解愤怒
最有效的关键方式之一：

从一开始就破坏助长愤怒的信念。

反复想最初让我们愤怒的原因，想得越久，我
们就会为自己的愤怒想出更多的"好理由"，并
进行更多的自我辩解。反反复复地想会助长愤
怒的火焰。但是，换一种方式看待事物，就能
浇灭这些火焰。（Goleman，1996）

降怒信息

心理学家多夫·齐尔曼（Dolf Zillmann）关于愤
怒的研究表明，改变我们对引发愤怒的事件的看法或
评价可以有效地降低我们所体验到的愤怒水平。

17

我们对事件新的评价可以成为"**降怒信息**"（mitigating information）。

化解愤怒的一个方法是**质疑那些引起愤怒的想法**，因为它们是对一次互动的初始评价，确认并加剧了愤怒，而随后的再评价则是对已经升起的愤怒火上浇油。时机很重要：在愤怒的循环中越早改变想法越有效。如果**降怒信息**出现在愤怒情绪被激发之前，愤怒可以彻底被阻断（Goleman，1996）。

加剧愤怒的想法通常来自无益的思维方式。在接下来的一页中，如果你存在下述的任何情况，请在十字符号中涂上颜色。

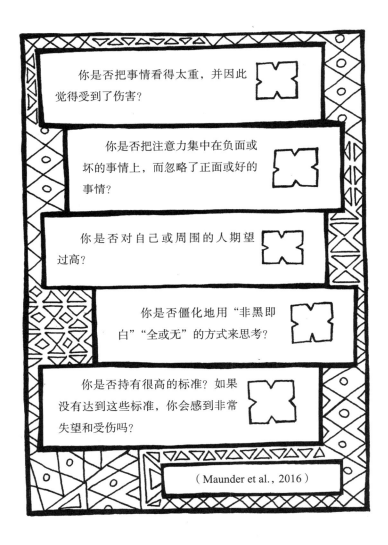

你是否把事情看得太重，并因此觉得受到了伤害？

你是否把注意力集中在负面或坏的事情上，而忽略了正面或好的事情？

你是否对自己或周围的人期望过高？

你是否僵化地用"非黑即白""全或无"的方式来思考？

你是否持有很高的标准？如果没有达到这些标准，你会感到非常失望和受伤吗？

（Maunder et al., 2016）

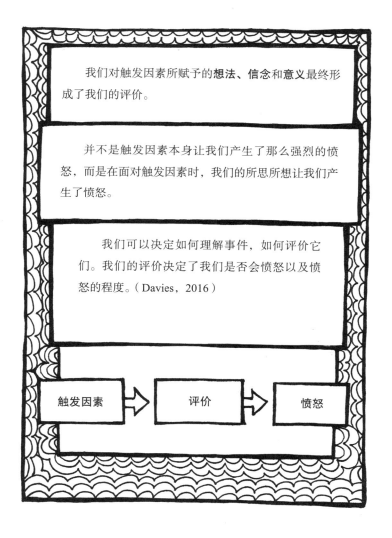

我们对触发因素所赋予的**想法**、**信念**和**意义**最终形成了我们的评价。

并不是触发因素本身让我们产生了那么强烈的愤怒，而是在面对触发因素时，我们的所思所想让我们产生了愤怒。

我们可以决定如何理解事件，如何评价它们。我们的评价决定了我们是否会愤怒以及愤怒的程度。（Davies，2016）

触发因素 ⇒ 评价 ⇒ 愤怒

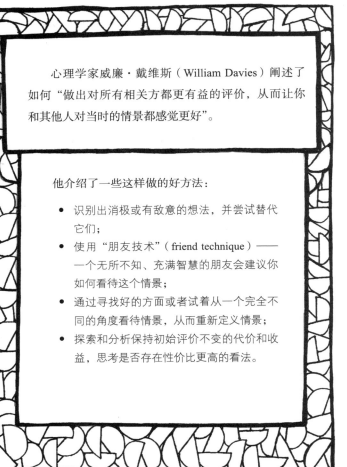

心理学家威廉·戴维斯（William Davies）阐述了如何"做出对所有相关方都更有益的评价，从而让你和其他人对当时的情景都感觉更好"。

他介绍了一些这样做的好方法：

- 识别出消极或有敌意的想法，并尝试替代它们；
- 使用"朋友技术"（friend technique）——一个无所不知、充满智慧的朋友会建议你如何看待这个情景；
- 通过寻找好的方面或者试着从一个完全不同的角度看待情景，从而重新定义情景；
- 探索和分析保持初始评价不变的代价和收益，思考是否存在性价比更高的看法。

参考在"观察"部分中你记录的每一个触发因素，并看看这些想法是如何加剧你的愤怒的。

针对每个触发因素，画出或用文字描述出一些替代性的、冷静的想法，以重新评价你的看法。

例子

事件：在高速公路上有人插队到你的车前面。

之前的想法　　　　　　现在的想法

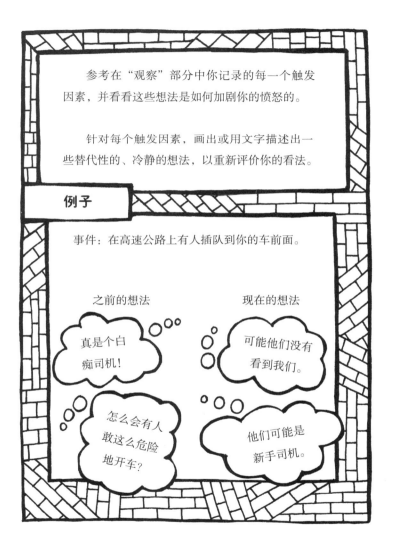

真是个白痴司机!

可能他们没有看到我们。

怎么会有人敢这么危险地开车?

他们可能是新手司机。

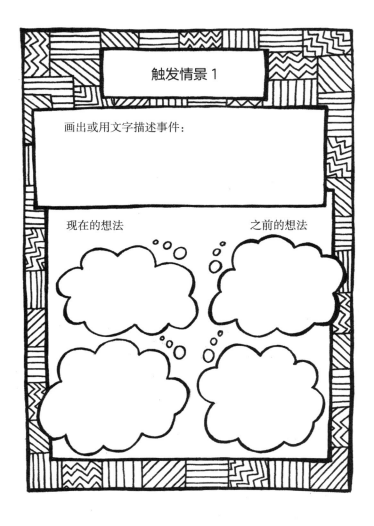

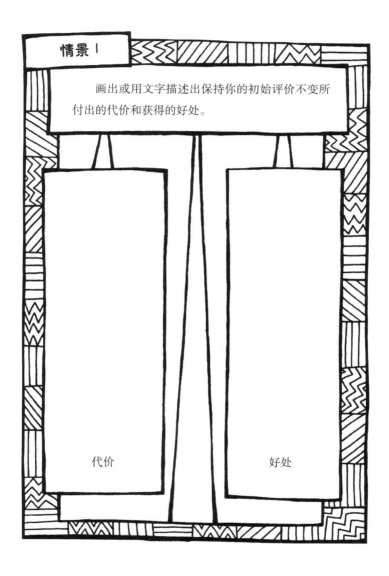

情景 1

　　画出或用文字描述出保持你的初始评价不变所付出的代价和获得的好处。

代价

好处

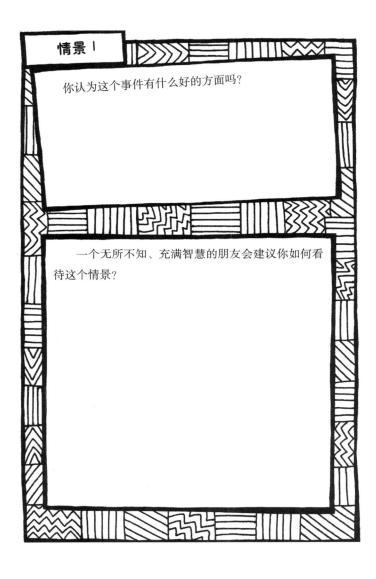

情景 1

你认为这个事件有什么好的方面吗？

一个无所不知、充满智慧的朋友会建议你如何看待这个情景？

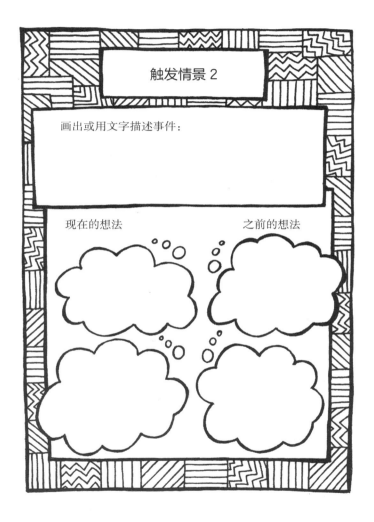

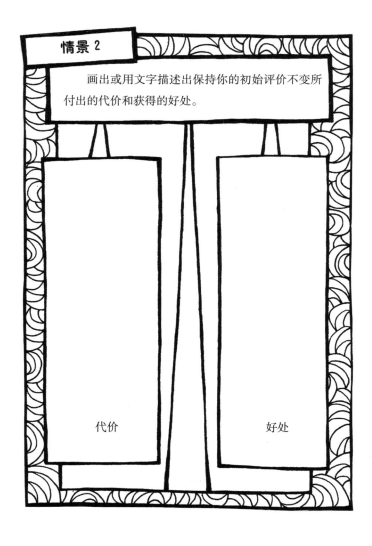

情景 2

你认为这个事件有什么好的方面吗?

一个无所不知、充满智慧的朋友会建议你如何看待这个情景?

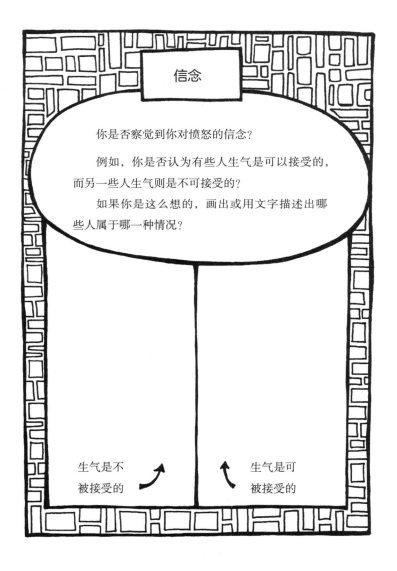

信念

你是否察觉到你对愤怒的信念？

例如，你是否认为有些人生气是可以接受的，而另一些人生气则是不可接受的？

如果你是这么想的，画出或用文字描述出哪些人属于哪一种情况？

生气是不被接受的

生气是可被接受的

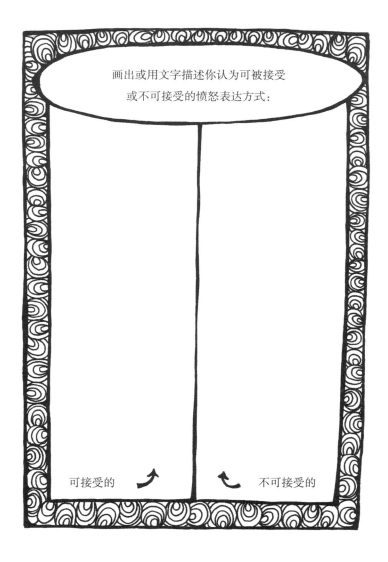

画出或用文字描述你认为可被接受

或不可接受的愤怒表达方式：

可接受的　　　　　　　不可接受的

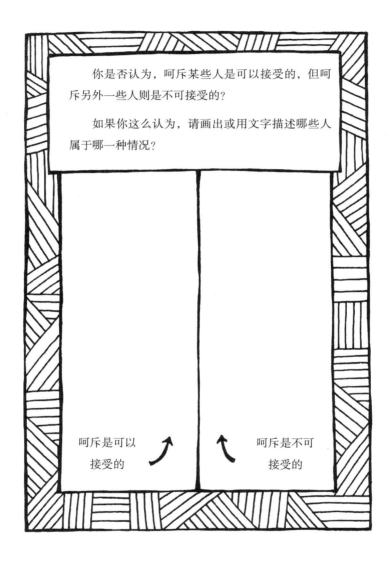

你是否认为，呵斥某些人是可以接受的，但呵斥另外一些人则是不可接受的？

如果你这么认为，请画出或用文字描述哪些人属于哪一种情况？

呵斥是可以
接受的

呵斥是不可
接受的

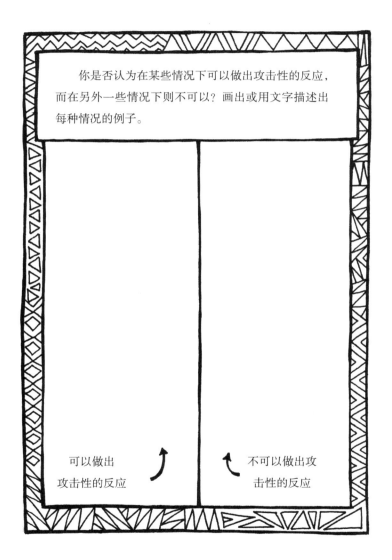

你是否认为在某些情况下可以做出攻击性的反应，而在另外一些情况下则不可以？画出或用文字描述出每种情况的例子。

可以做出攻击性的反应

不可以做出攻击性的反应

转移注意力

转移注意力的力量在于它中止了愤怒的想法链，因为每一个想法都是一个可能引发更多愤怒的小触发点（Goldman，1996）。

用来转移注意力的事物，需要你能在**认知层面上投入其中**才有效，这样才能提供一段"冷静下来"的时间。

自我肯定

自我肯定是正面的和自我抚慰的话语。你一旦发现自己的内心对话变得负面或具有批评性，就可以用一句肯定的话来替换这些想法，详见接下来几页中的肯定性话语。

当你为这些话语涂色时，试着在脑海中不断重复这些话。你练习的次数越多，就越容易记住它们，而且你以后也更容易使用它们，从而帮你阻止愤怒水平不断上升。

我的状况尚可控。

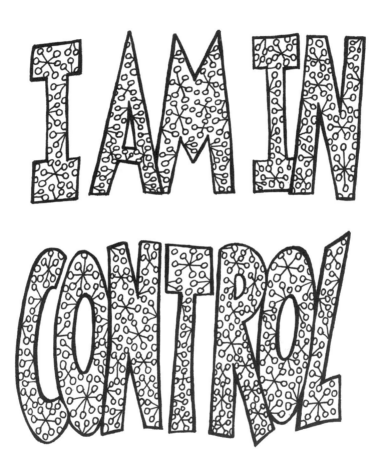

一切都会好起来的。

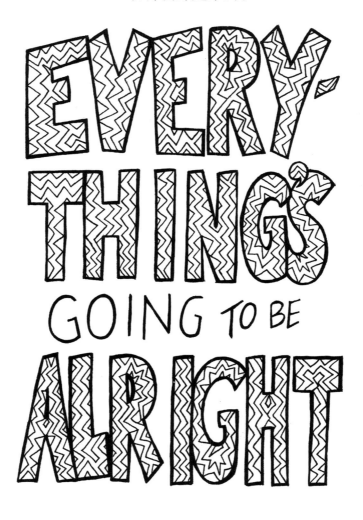

感受是暂时的。

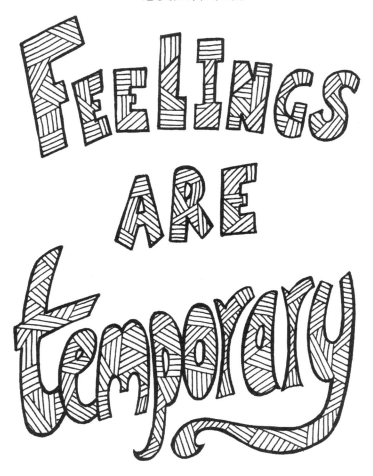

我感到平静。

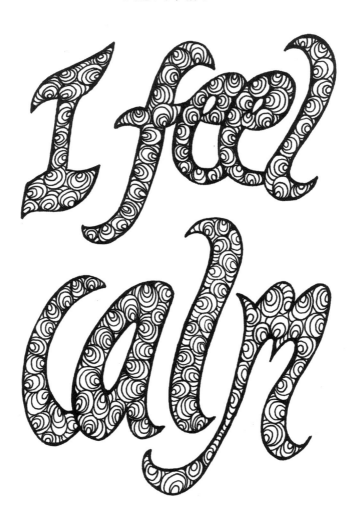

情绪

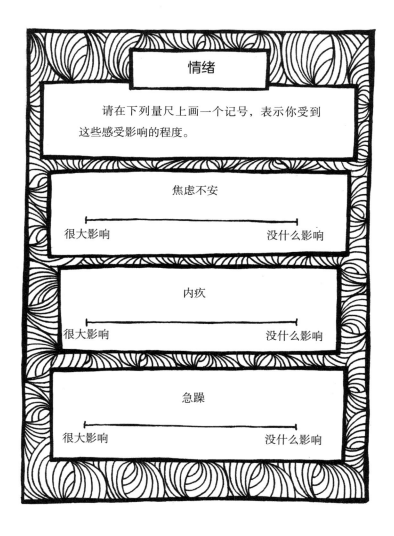

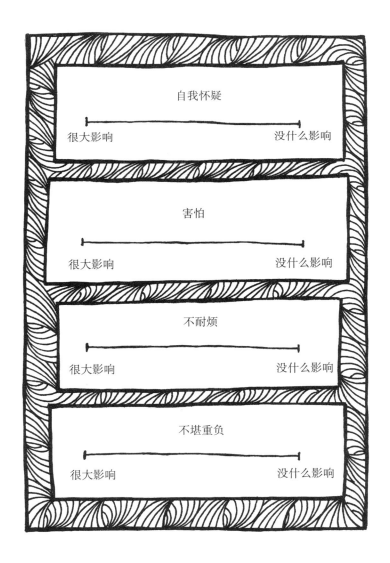

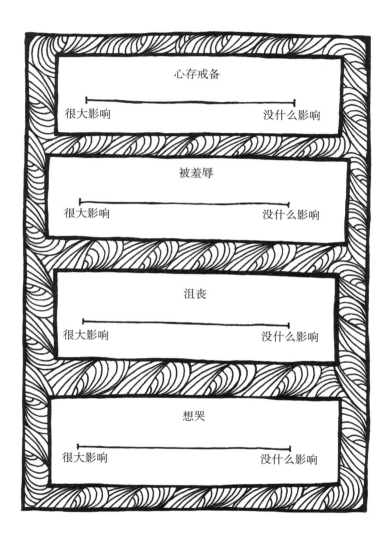

艺术治疗师凯西·马奇欧迪写道：

有时候用语言表达感受是困难的或者是不可能的。艺术创作在需要表达过于强烈或复杂的情绪时，可能会特别有益。（Malchiodi，2007）

艺术创作可以"通过制造放松的生理反应或通过改变心情来发挥作用，另外，有些人将艺术作为冥想的一种方式，通过艺术表达来寻找内在的平和及平静"。（Malchiodi，2007）

学会**觉察、承认**和**接纳**自己的感受，会提升我们的情绪智力。这样一来，当我们在情绪上感到不适时，我们会更容易**控制**自己的反应。

心理学家泰斯（Tice）和鲍迈斯特（Baumeister）的研究发现，愤怒是人们觉得最难以控制的情绪。这可能是由于"愤怒使人感到能量充沛，甚至令人兴奋"（Goleman, 1996）。

我们大多数人都发展出了策略（通常我们没有觉察到自己正在使用它们）来应对令自己感到不舒服的困难情绪。

我们把注意力从负面的、不现实的**想法**和**生理症状**上转移开是有帮助的，但是将注意力从自己的情绪上转移开，却常会导致更高水平的痛苦。

试图压抑愤怒不会让人冷静下来，反而会让人更加烦躁不安；发泄不会浇灭愤怒，反而会让愤怒的感受持续下去。（Goleman，1996）

关于情绪的信念

只有在你相信自己可以控制情绪的情况下，你才能逐渐掌控自己的情绪，这一点对于减少情绪困扰至关重要。（Winch，2018）

请在量尺上画一个记号，以表明你认为自己的情绪在多大程度上是固定的或可塑的：

固定的　　　　　　　　　可塑的

情绪是可塑的还是固定的，关于这一点，个体特有的信念，对于他们的情绪体验及其在调节情绪这件事上的投入程度，都有着至关重要的作用。（Kneeland et al.，2016）

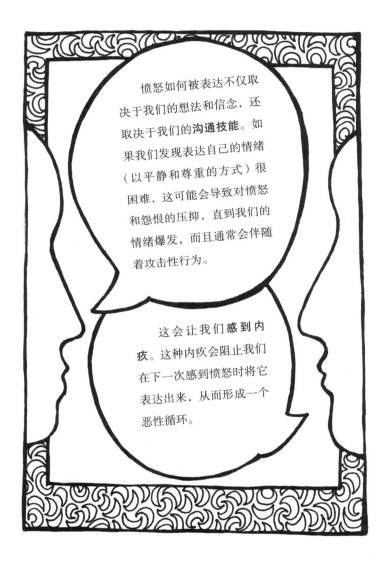

愤怒如何被表达不仅取决于我们的想法和信念，还取决于我们的**沟通技能**。如果我们发现表达自己的情绪（以平静和尊重的方式）很困难，这可能会导致对愤怒和怨恨的压抑，直到我们的情绪爆发，而且通常会伴随着攻击性行为。

这会让我们**感到内疚**。这种内疚会阻止我们在下一次感到愤怒时将它表达出来，从而形成一个恶性循环。

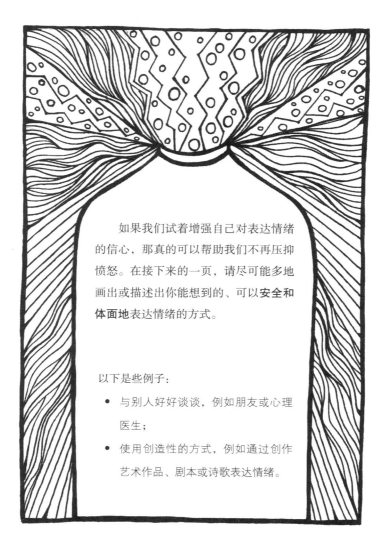

如果我们试着增强自己对表达情绪的信心，那真的可以帮助我们不再压抑愤怒。在接下来的一页，请尽可能多地画出或描述出你能想到的、可以**安全和体面地**表达情绪的方式。

以下是些例子：

- 与别人好好谈谈，例如朋友或心理医生；
- 使用创造性的方式，例如通过创作艺术作品、剧本或诗歌表达情绪。

我可以**安全和体面地**表达情绪的方式

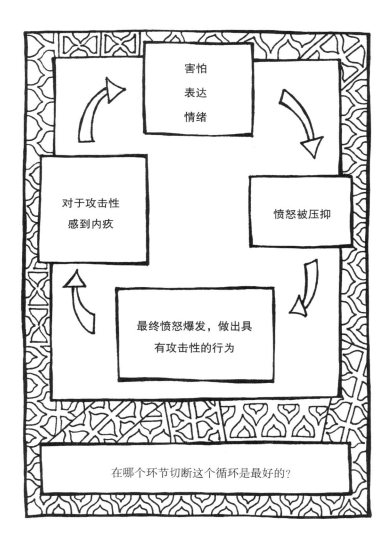

害怕
表达
情绪

对于攻击性
感到内疚

愤怒被压抑

最终愤怒爆发，做出具
有攻击性的行为

在哪个环节切断这个循环是最好的？

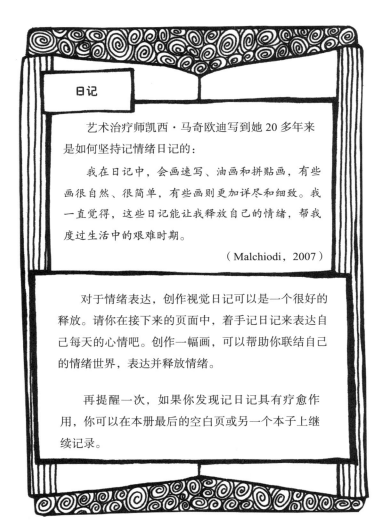

日记

艺术治疗师凯西·马奇欧迪写到她 20 多年来是如何坚持记情绪日记的：

我在日记中，会画速写、油画和拼贴画，有些画很自然、很简单，有些画则更加详尽和细致。我一直觉得，这些日记能让我释放自己的情绪，帮我度过生活中的艰难时期。

（Malchiodi，2007）

对于情绪表达，创作视觉日记可以是一个很好的释放。请你在接下来的页面中，着手记日记来表达自己每天的心情吧。创作一幅画，可以帮助你联结自己的情绪世界，表达并释放情绪。

再提醒一次，如果你发现记日记具有疗愈作用，你可以在本册最后的空白页或另一个本子上继续记录。

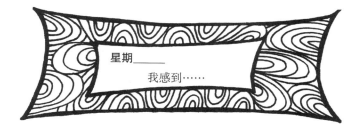

星期＿＿＿＿

　　我感到……

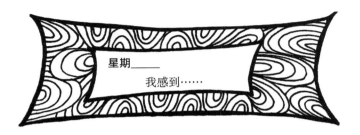

星期_____

我感到……

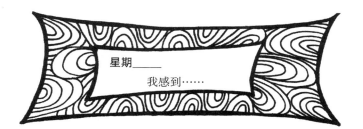

星期_____

我感到……

行为

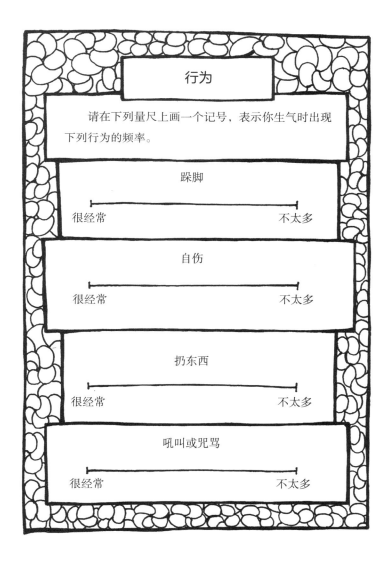

行为

请在下列量尺上画一个记号，表示你生气时出现下列行为的频率。

踩脚

很经常　　　　　　　　　　　不太多

自伤

很经常　　　　　　　　　　　不太多

扔东西

很经常　　　　　　　　　　　不太多

吼叫或咒骂

很经常　　　　　　　　　　　不太多

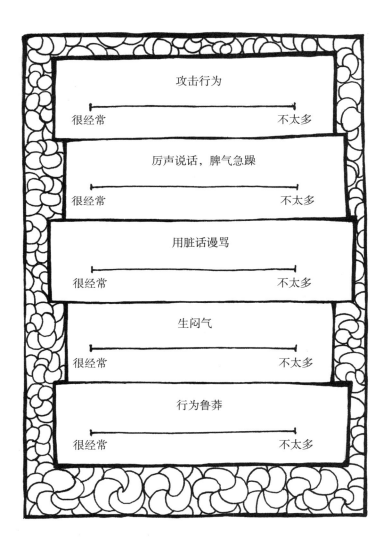

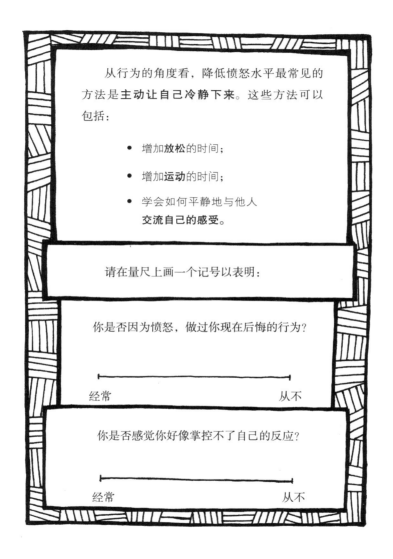

从行为的角度看，降低愤怒水平最常见的方法是**主动让自己冷静下来**。这些方法可以包括：

- 增加**放松**的时间；

- 增加**运动**的时间；

- 学会如何平静地与他人**交流自己的感受**。

请在量尺上画一个记号以表明：

你是否因为愤怒，做过你现在后悔的行为？

经常　　　　　　　　　　　　从不

你是否感觉你好像掌控不了自己的反应？

经常　　　　　　　　　　　　从不

- 你感觉你能掌控自己的时间吗？
- 你的时间是如何度过的？
- 你正在进行的活动会增加紧张、压力和情绪低落的感受吗？

　　你正在进行的活动类型非常重要。你的生活是否充满了令人愉悦的活动，例如与朋友聊天、阅读或做其他有趣的事情？还是说你的生活充满了如为家人做早餐、通勤、上班、回复邮件、搞卫生、付账单和收拾其他人留给你的残局这样的事情？如果后者对你来说是更典型的生活状况，那么你可能就会明白为什么你的心情不好以及为什么你的压力很大了。（Myles and Shafran, 2015）

将下面的圆根据以下几个领域划分成不同的部分，以表示你的时间是如何分配的。

- 工作；
- 朋友；
- 家庭；
- 自己；
- 家务；
- 其他杂事。

如果你想要做出改变，用不同的方式来管理时间，从而改善自己的心情以及降低压力水平，你会如何划分这个圆？

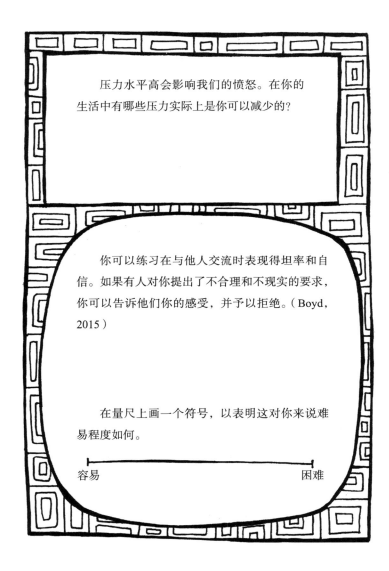

压力水平高会影响我们的愤怒。在你的生活中有哪些压力实际上是你可以减少的？

你可以练习在与他人交流时表现得坦率和自信。如果有人对你提出了不合理和不现实的要求，你可以告诉他们你的感受，并予以拒绝。（Boyd，2015）

在量尺上画一个符号，以表明这对你来说难易程度如何。

容易   困难

别人觉得你是**坚定自信**的，

还是具有**攻击性**的？

如果你常出现下列情况，请在对应的符号上涂色。

使用平静、商量的语气。 ✓

将自己的观点强加给别人。 ✗

开放地表达自己的观点。 ✓

通过言语威胁以获得自己想要的东西。 ✗

能很好地使用眼神与他人交流。 ✓

怒视或盯着别人看。 ✗

使用放松、开放的姿势。 ✓

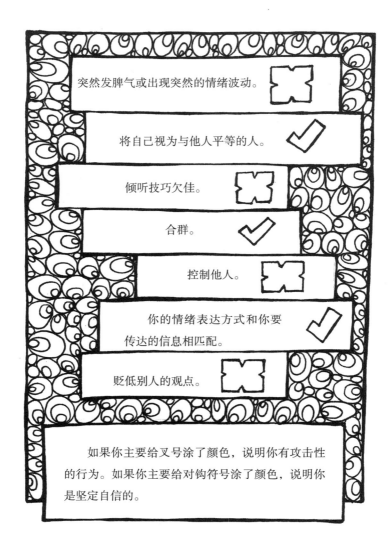

突然发脾气或出现突然的情绪波动。

将自己视为与他人平等的人。

倾听技巧欠佳。

合群。

控制他人。

你的情绪表达方式和你要传达的信息相匹配。

贬低别人的观点。

如果你主要给叉号涂了颜色，说明你有攻击性的行为。如果你主要给对钩符号涂了颜色，说明你是坚定自信的。

如果我们在成长过程中，没有学会处理情绪和有效表达情绪的技巧，或者我们身边的人常表达强烈的愤怒，那么我们就有可能会持续出现愤怒的问题。（Myles and Shafran，2015）

如果你想要身边的人更加尊重你而不是害怕你，那你可能需要用一种自信而不是攻击性的方式来表达你自己。

这样做可以帮助你：

- 更好地觉察情绪以及更多地与你自己的情绪联结；

- 增加你对他人情绪的觉察；

- 尊重他人的观点和感受；

- 提升你的倾听技巧。

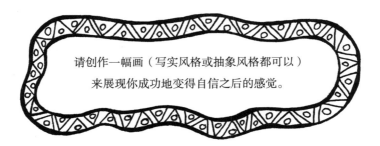

请创作一幅画（写实风格或抽象风格都可以）
来展现你成功地变得自信之后的感觉。

生理反应

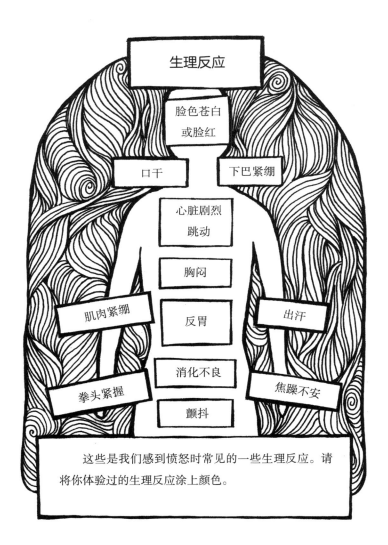

生理反应

脸色苍白
或脸红

口干 　下巴紧绷

心脏剧烈
跳动

胸闷

肌肉紧绷 　反胃 　出汗

消化不良

拳头紧握 　焦躁不安

颤抖

这些是我们感到愤怒时常见的一些生理反应。请将你体验过的生理反应涂上颜色。

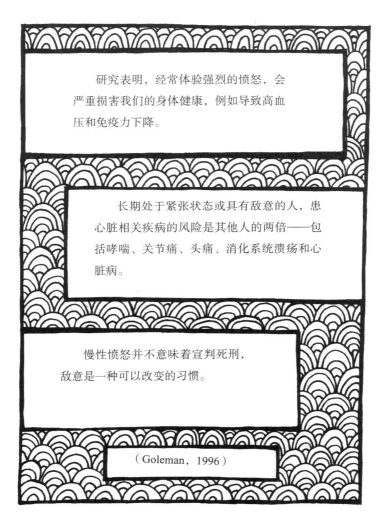

研究表明，经常体验强烈的愤怒，会严重损害我们的身体健康，例如导致高血压和免疫力下降。

长期处于紧张状态或具有敌意的人，患心脏相关疾病的风险是其他人的两倍——包括哮喘、关节痛、头痛、消化系统溃疡和心脏病。

慢性愤怒并不意味着宣判死刑，敌意是一种可以改变的习惯。

（Goleman，1996）

大脑

杏仁核负责处理我们的很多情绪，包括愤怒。当我们陷入极端愤怒的情况时，便可称之为"杏仁核劫持"（amygdala-hijack）。杏仁核归属于我们的"原始大脑"，而作为大脑中的一个原始部分，它"劫持"了我们的大脑皮层，影响了大脑的其他功能，包括我们的思维能力、计划能力、理性能力和执行功能。原始大脑的反应总是比大脑皮层要快得多。

当我们失去调控能力时，这是我们头脑中的一个相当大的事件。通常情况下，我们拥有的调控能力，是通过大脑的思维能力和执行功能来实现的。当杏仁核"劫持"了这个过程时，我们就丢掉了这种调控能力。

（Davies，2016）

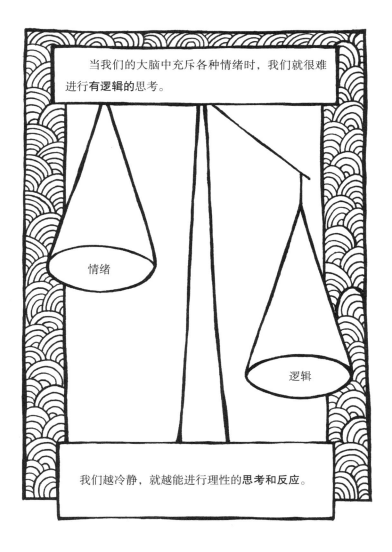

当我们的大脑中充斥各种情绪时，我们就很难进行**有逻辑的**思考。

情绪

逻辑

我们越冷静，就越能进行理性的**思考和反应**。

当我们的身体已经处于一种急躁的状态时，一旦有事件触发了"情绪劫持"，随后引发的情绪，无论是愤怒还是焦虑，都是极其强烈的。愤怒会激发更强的愤怒，让情绪化的大脑不断升温。（Goleman, 1996）

躯体反应能帮助我们及时了解自己当前的想法，而学会如何减少这些生理反应能够帮助我们**降低愤怒水平**。

一些常见的方法如下：

- 进行有指导语的想象和冥想练习；
- 练习关注呼吸；
- 回归大自然；
- 减少兴奋物质的使用；
- 练习放松技巧；
- 练习将注意力转移并集中在某一特定的事物上；
- 加强运动。

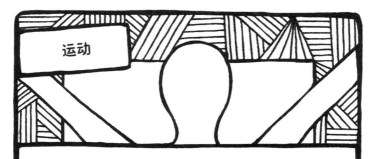

运动

运动是减少愤怒引起的生理反应最有效的方法之一。

进行规律的体育运动有利于身心健康，也有助于缓解身体的紧张。运动能够减少体内的压力荷尔蒙、肾上腺素和皮质醇。运动还能促进血清素和内啡肽的生成，而这两种荷尔蒙能让人感觉良好。（Maunder and Cameron ，2016）

请在下一页尽可能多地画出你能想到的各种运动方式。

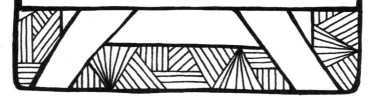

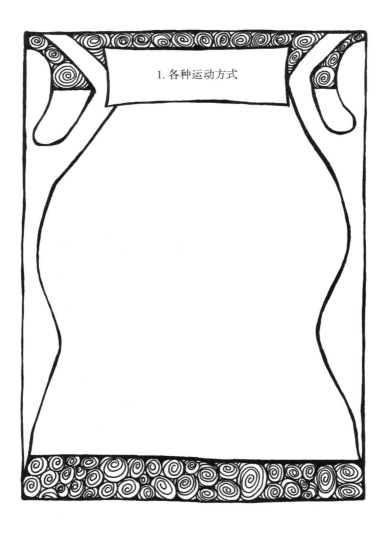

1. 各种运动方式

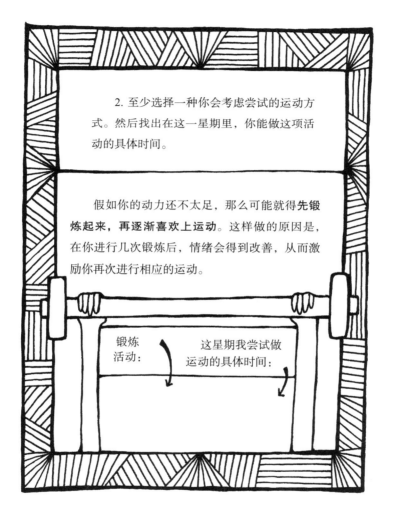

2. 至少选择一种你会考虑尝试的运动方式。然后找出在这一星期里，你能做这项活动的具体时间。

假如你的动力还不太足，那么可能就得**先锻炼起来，再逐渐喜欢上运动**。这样做的原因是，在你进行几次锻炼后，情绪会得到改善，从而激励你再次进行相应的运动。

锻炼
活动：

这星期我尝试做
运动的具体时间：

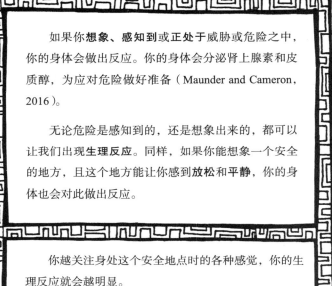

如果你**想象**、**感知到**或**正处于**威胁或危险之中，你的身体会做出反应。你的身体会分泌肾上腺素和皮质醇，为应对危险做好准备（Maunder and Cameron，2016）。

无论危险是感知到的，还是想象出来的，都可以让我们出现**生理反应**。同样，如果你能想象一个安全的地方，且这个地方能让你感到**放松**和**平静**，你的身体也会对此做出反应。

你越关注身处这个安全地点时的各种感觉，你的生理反应就会越明显。

在接下来的两页，请想象以下画面：

- 你看到、听到、闻到和触摸到了什么？
- 你是一个人还是跟其他人在一起？
- 天气怎么样？

闭上眼睛，想象你身处**现实生活中**的某个地方，这个
地方能让你感到安全和平静。

在现实生活中让你感到安全的地方是什么样的？

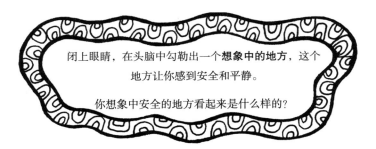

闭上眼睛，在头脑中勾勒出一个**想象中的地方**，这个地方让你感到安全和平静。

你想象中安全的地方看起来是什么样的？

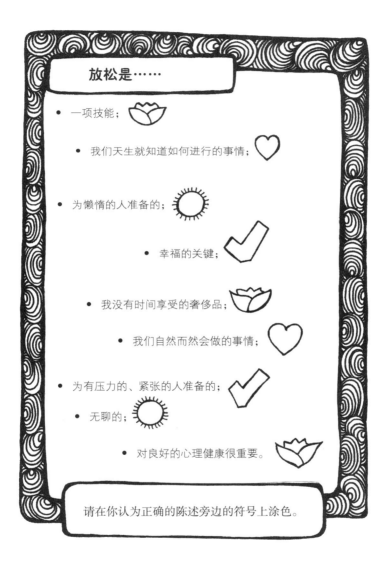

放松是……

- 一项技能；

- 我们天生就知道如何进行的事情；

- 为懒惰的人准备的；

- 幸福的关键；

- 我没有时间享受的奢侈品；

- 我们自然而然会做的事情；

- 为有压力的、紧张的人准备的；

- 无聊的；

- 对良好的心理健康很重要。

请在你认为正确的陈述旁边的符号上涂色。

画出或用文字描述出上一次你感到放松的时候。

只有你自己才能在日常生活中挤出一些时间来进行放松。如果你现在就能决定进行放松的频率，你就更有可能找到时间来放松。

如果你存在愤怒问题，学会如何放松会对你特别有帮助。（Goleman, 1996）

我们可能都知道这个道理，并且认识到这是一个好的想法。然而，只有当我们定期**练习**放松技巧时，我们才能体会到它的好处。

大多数人都知道什么有助于放松，而且我们有不同的方式可以有效地做到这一点。放松对于许多生理症状都有帮助，例如：

- 降低血压；
- 减缓呼吸；
- 减少肌肉的紧张；
- 使大脑平静；
- 提高注意力；
- 减少压力荷尔蒙的释放。

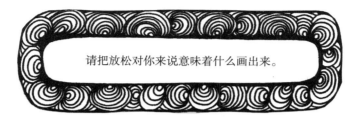

请把放松对你来说意味着什么画出来。

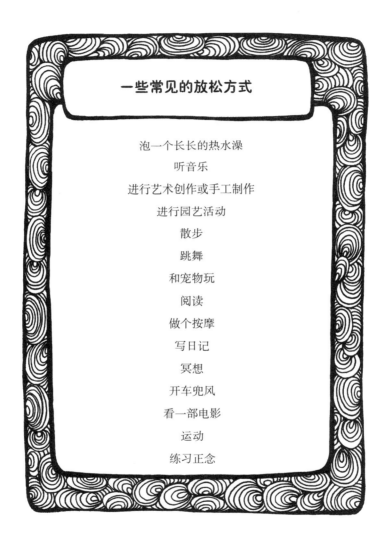

一些常见的放松方式

泡一个长长的热水澡

听音乐

进行艺术创作或手工制作

进行园艺活动

散步

跳舞

和宠物玩

阅读

做个按摩

写日记

冥想

开车兜风

看一部电影

运动

练习正念

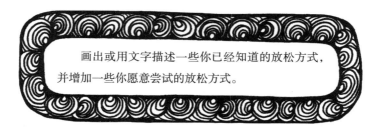

　　画出或用文字描述一些你已经知道的放松方式，并增加一些你愿意尝试的放松方式。

在下星期······

　　你在哪些天的什么时段有可能安排放松的时间？请将你在下星期可以安排放松活动的时间和进行的放松活动都填到下表中。

星期	时间	放松练习
星期一		
星期二		
星期三		
星期四		
星期五		
星期六		
星期日		

保持冷静

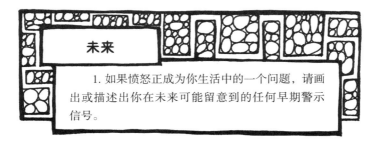

未来

　1. 如果愤怒正成为你生活中的一个问题，请画出或描述出你在未来可能留意到的任何早期警示信号。

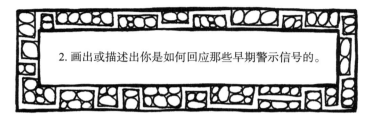

2. 画出或描述出你是如何回应那些早期警示信号的。

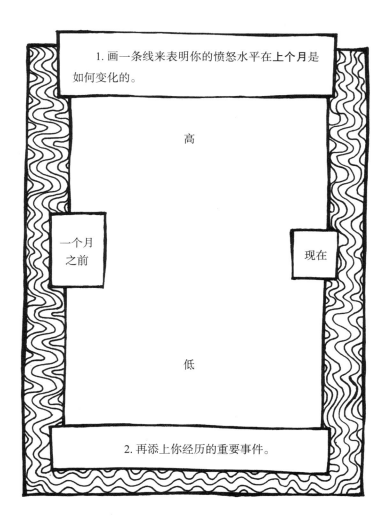

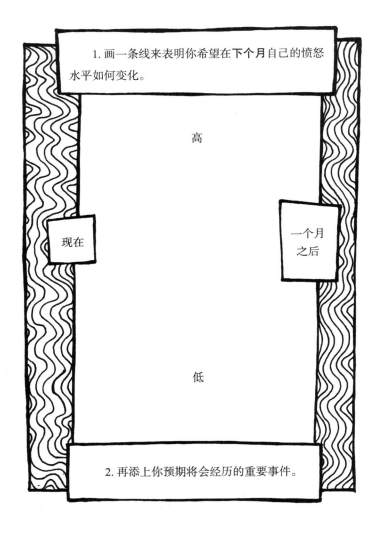

1. 画一条线来表明你希望在**下个月**自己的愤怒水平如何变化。

高

现在

一个月之后

低

2. 再添上你预期将会经历的重要事件。

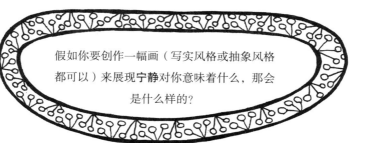

假如你要创作一幅画（写实风格或抽象风格都可以）来展现**宁静**对你意味着什么，那会是什么样的？

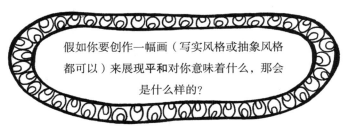

假如你要创作一幅画（写实风格或抽象风格都可以）来展现**平和**对你意味着什么，那会是什么样的？

假如你要创作一幅画（写实风格或抽象风格
都可以）来展现**快乐**对你意味着什么，那会
是什么样的？

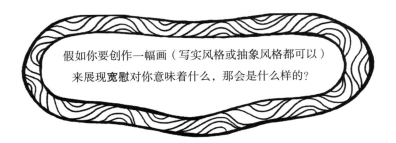

假如你要创作一幅画（写实风格或抽象风格都可以）
来展现**宽慰**对你意味着什么，那会是什么样的？

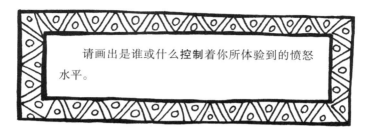

　　　　请画出是谁或什么**控制**着你所体验到的愤怒水平。

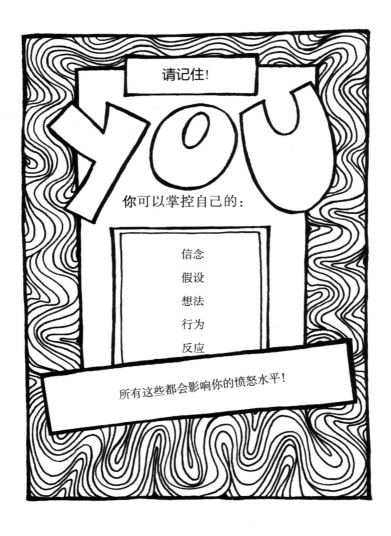

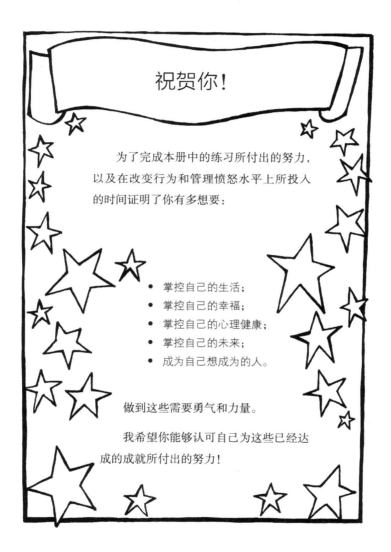

祝贺你！

为了完成本册中的练习所付出的努力，以及在改变行为和管理愤怒水平上所投入的时间证明了你有多想要：

- 掌控自己的生活；
- 掌控自己的幸福；
- 掌控自己的心理健康；
- 掌控自己的未来；
- 成为自己想成为的人。

做到这些需要勇气和力量。

我希望你能够认可自己为这些已经达成的成就所付出的努力！

记录你的感受

作者简介

珍妮弗・格斯特（Jennifer Guest）

英国咨询师和心理治疗师协会认证会员，拥有艺术和设计的荣誉学位，从事临床治疗工作已有 14 年，在英格兰北部地区的多个咨询中心和学校为成年人、夫妻和年轻人提供咨询服务。在咨询工作之外，格斯特还对绘画和涂鸦充满了热情，因此她也把自己对艺术的热爱与治疗工作结合，开发出本书中极具特色的艺术疗愈练习。

译者简介

王建平

北京师范大学心理学部教授、博士生导师；北京师范大学心理学部临床与咨询心理学院副院长（2020—），中国心理卫生协会认知行为治疗（CBT）专业委员会副主任委员（2015—），中国心理学会临床心理学注册工作委员会第四届常委。首都医科大学临床心理学系副主任（2007—2017），中国抗癌协会心理社会肿瘤学专业委员会第一届副主任委员（2006），北师大"心理咨询与研究中心"创始人（2002）。中国首批临床心理学注册督导师、创伤治疗师（2007）；美国认知治疗学院（ACT）Fellow（2015—）以及认证 CBT 治疗师（2013—），美国贝克 CBT 研究所（Beck Institute of CBT）国际顾问委员会委员（2019—）。

殷炜珍

广州医科大学附属脑科医院儿少科心理治疗师，临床心理方向硕士，中国心理学会临床心理学注册系统注册心理师，广东省医学学会心理治疗学组委员，广州心理卫生协会常委。系统接受过认知行为疗法和精神分析疗法培训，擅长儿童注意缺陷多动障碍的综合心理评估和整合心理干预以及青少年情绪障碍的心理治疗。

阅 读 成 就 思 想……

Read to Achieve

The CBT Art Workbook

情绪彩虹书

CBT 艺术疗愈完全手册

应对压力

［英］珍妮弗·格斯特（Jennifer Guest）著

王建平 岳宗璞 译

中国人民大学出版社

·北京·

图书在版编目（CIP）数据

情绪彩虹书：CBT艺术疗愈完全手册. 5，应对压力 /
（英）珍妮弗·格斯特（Jennifer Guest）著；王建平，
岳宗璞译. -- 北京：中国人民大学出版社，2022.1
ISBN 978-7-300-30002-3

Ⅰ. ①情… Ⅱ. ①珍… ②王… ③岳… Ⅲ. ①认知—
行为疗法 Ⅳ. ①R749.055

中国版本图书馆CIP数据核字(2021)第220153号

情绪彩虹书：CBT艺术疗愈完全手册·应对压力

〔英〕珍妮弗·格斯特（Jennifer Guest）　著

王建平　岳宗璞　译

Qingxu Caihongshu：CBT Yishu Liaoyu Wanquan Shouce·Yingdui Yali

出版发行	中国人民大学出版社		
社　　址	北京中关村大街 31 号	**邮政编码**	100080
电　　话	010-62511242（总编室）	010-62511770（质管部）	
	010-82501766（邮购部）	010-62514148（门市部）	
	010-62515195（发行公司）	010-62515275（盗版举报）	
网　　址	http://www.crup.com.cn		
经　　销	新华书店		
印　　刷	天津中印联印务有限公司		
开　　本	890 mm×1240 mm　1/32	**版　次**	2022 年 1 月第 1 版
印　　张	2.875　插页 1	**印　次**	2024 年 12 月第 3 次印刷
字　　数	31 000	**定　价**	175.00 元（全六册）

版权所有　　侵权必究　　印装差错　　负责调换

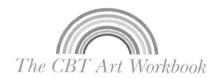

The CBT Art Workbook

目录

||||||||||||||||||||||||||||

观察 / 001

认知 / 009

情绪 / 029

行为 / 043

生理反应 / 062

少一点压力 / 073

记录你的感受 / 081

观察

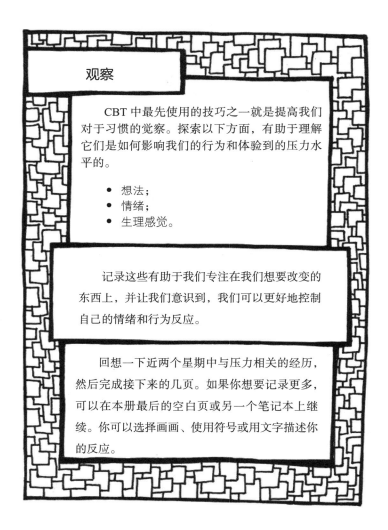

观察

CBT 中最先使用的技巧之一就是提高我们对于习惯的觉察。探索以下方面，有助于理解它们是如何影响我们的行为和体验到的压力水平的。

- 想法；
- 情绪；
- 生理感觉。

记录这些有助于我们专注在我们想要改变的东西上，并让我们意识到，我们可以更好地控制自己的情绪和行为反应。

回想一下近两个星期中与压力相关的经历，然后完成接下来的几页。如果你想要记录更多，可以在本册最后的空白页或另一个笔记本上继续。你可以选择画画、使用符号或用文字描述你的反应。

星期＿＿＿　　　　日期＿＿＿

1.画出或描述出这个情景/经历。

你当时的想法是什么？

你当时的情绪是什么？在每种情绪旁边涂上一种颜色。

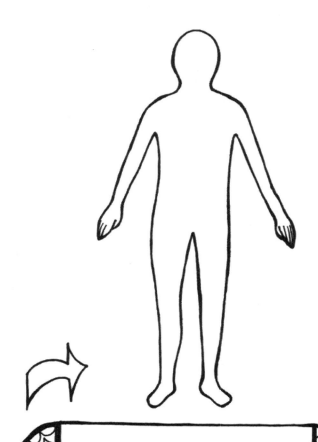

2. 将每种情绪所对应的颜色涂在上面的空白人体图中，以表明在这个特定的情景下，你身体的哪些部位正在体验那种情绪。

星期_____   日期_____

1.画出或描述出这个情景/经历。

你当时的想法是什么?

你当时的情绪是什么? 在每种情绪旁边涂上一种颜色。

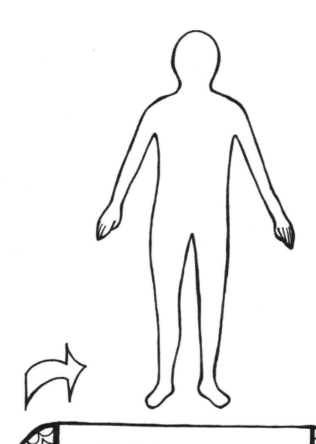

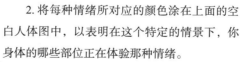

2. 将每种情绪所对应的颜色涂在上面的空白人体图中，以表明在这个特定的情景下，你身体的哪些部位正在体验那种情绪。

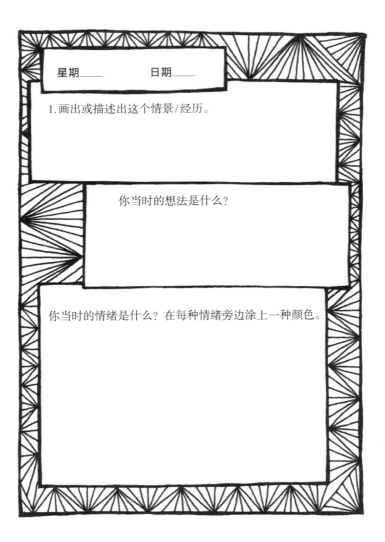

星期＿＿＿＿　　　　　日期＿＿＿＿

1.画出或描述出这个情景／经历。

你当时的想法是什么？

你当时的情绪是什么？在每种情绪旁边涂上一种颜色。

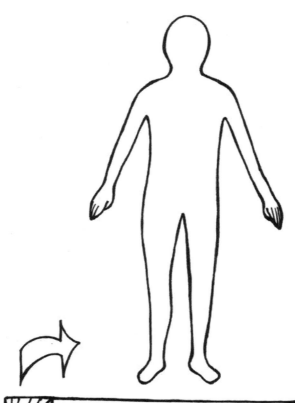

2. 将每种情绪所对应的颜色涂在上面的空白人体图中，以表明在这个特定的情景下，你身体的哪些部位正在体验那种情绪。

认知

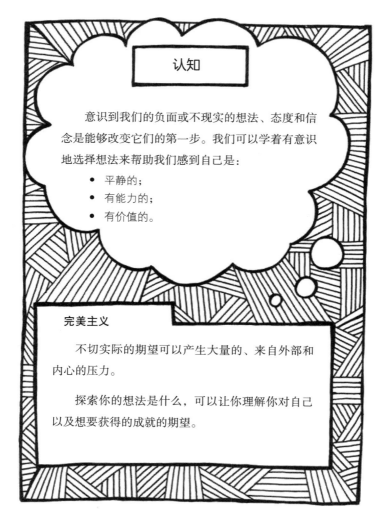

认知

　　意识到我们的负面或不现实的想法、态度和信念是能够改变它们的第一步。我们可以学着有意识地选择想法来帮助我们感到自己是：

- 平静的；
- 有能力的；
- 有价值的。

完美主义

　　不切实际的期望可以产生大量的、来自外部和内心的压力。

　　探索你的想法是什么，可以让你理解你对自己以及想要获得的成就的期望。

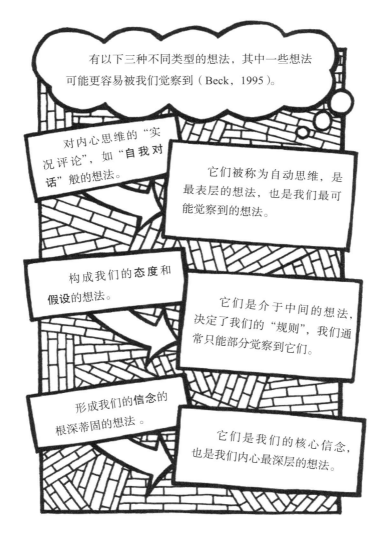

CBT 通常先关注自动思维，从而让你认识到自己内心对话的本质。

请在下面的量尺上画一个记号，以表示你的自我对话通常是什么样的。

友善的 ├────────────────────────┤ 批评的

本册中将会有几页内容让你更深入地了解自己的想法，以便确定哪些地方可以做出改变，从而让你感到更平静。

探索和练习新的思维方式会让你感觉自己像是在未知中冒险，你可能也会感到害怕。持之以恒，去尝试做出这种改变，你很快就会明白这么做的益处——你会变得更有信心、更有力量来应对压力。

慈悲三角（compassion triangle）是由塔加尔（Tagar）1995 年提出的，指出了我们多么需要对自己给予慈悲、爱和理解。这可能会先在我们的想法中体现出来。

1. 我们感到低落或不安。

3. 我们为自己寻找慈悲、爱和理解。

2. 我们做出反应；我们因为有这样的感受以及由此导致的行为而批评、评判和指责自己。

我们如何跟自己"谈论"自己，对我们的感受是至关重要的。如果我们总是对自己所做的、所想的、所感受的和所说的每件事都持批评或评判的态度，那么我们就很难感到平静以及对自己满意。

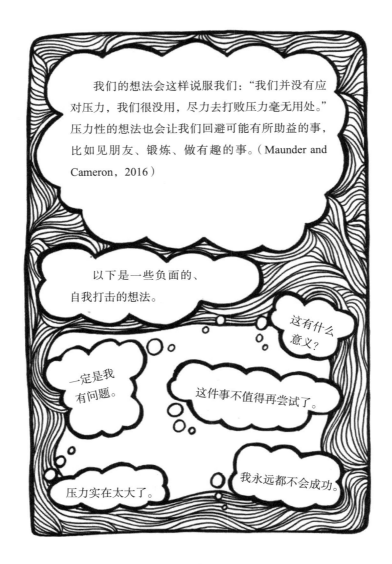

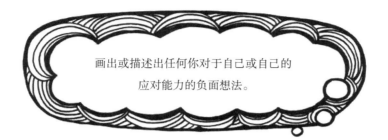

画出或描述出任何你对于自己或自己的
应对能力的负面想法。

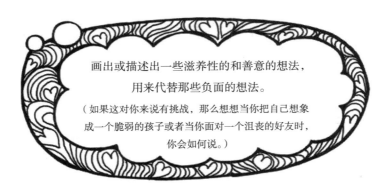

画出或描述出一些滋养性的和善意的想法，
用来代替那些负面的想法。

（如果这对你来说有挑战，那么想想当你把自己想象
成一个脆弱的孩子或者当你面对一个沮丧的好友时，
你会如何说。）

　　接下来的几页展示了一些让你**可以抚慰自己的肯定性话语**。

　　一旦你注意到内心的自我对话变得负面或具有批评性，就可以用一句肯定性话语替换掉它们，详见下面几页。

　　在你给这些话语涂色或为它们创作意象时，请在脑海中尝试不断重复它们。越经常进行练习，你就越容易记住它们，将来也越容易用它们来帮助自己阻止症状的加重。

　　在理想情况下，这些肯定性话语将发展成为你的信念。

　　随着你对正面的想法及其感受越来越熟悉，你很快就会注意到何时你的想法开始变得负面。

我是能够胜任的。

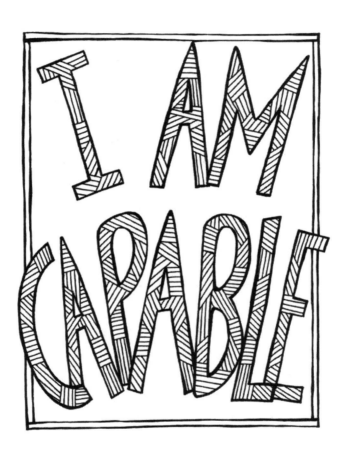

我现在做得很好。

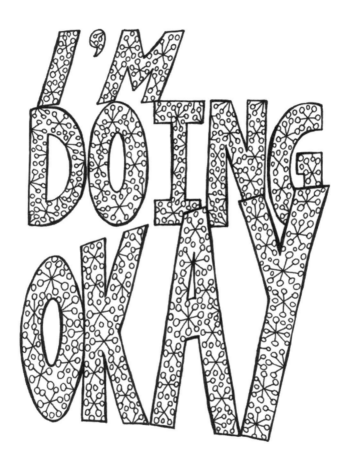

我是放松的。

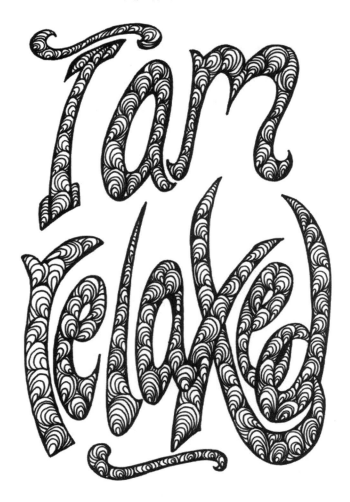

我的感受很重要。

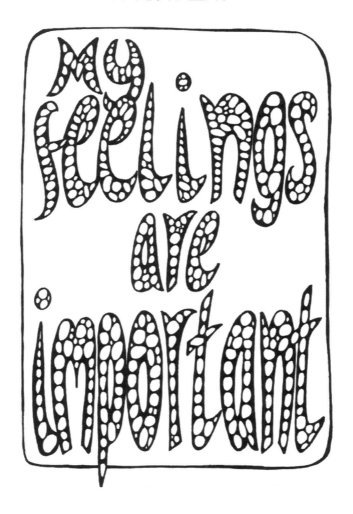

我能行。

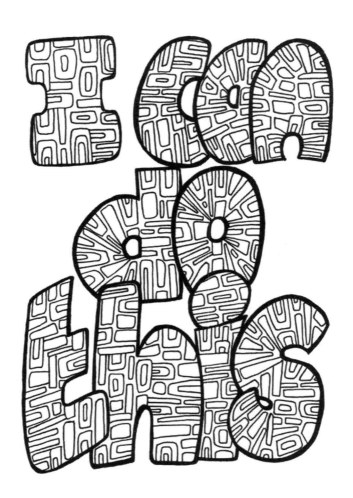

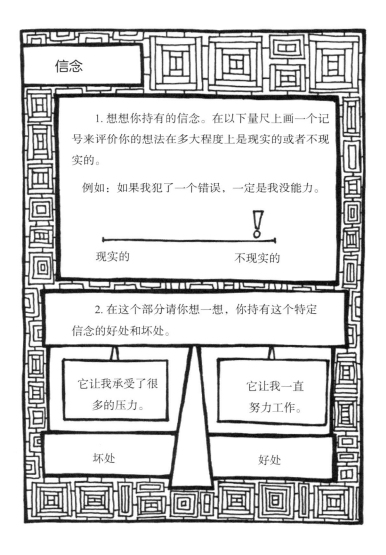

1. 想想你持有的信念。在以下量尺上画一个记号来评价你的想法在多大程度上是现实的或者不现实的。

例如：如果我犯了一个错误，一定是我没能力。

现实的　　　　　　　　　不现实的

2. 在这个部分请你想一想，你持有这个特定信念的好处和坏处。

它让我承受了很多的压力。

它让我一直努力工作。

坏处

好处

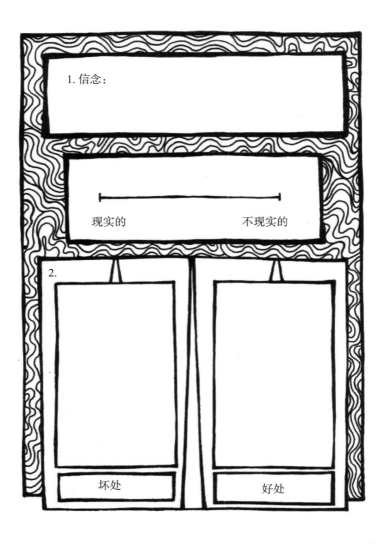

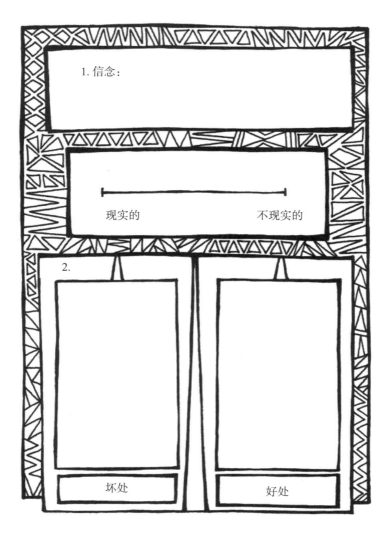

1. 信念：

现实的　　　　　　　不现实的

2.

坏处　　　　　　　好处

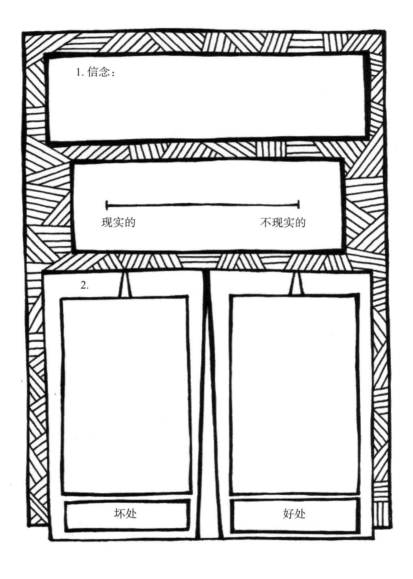

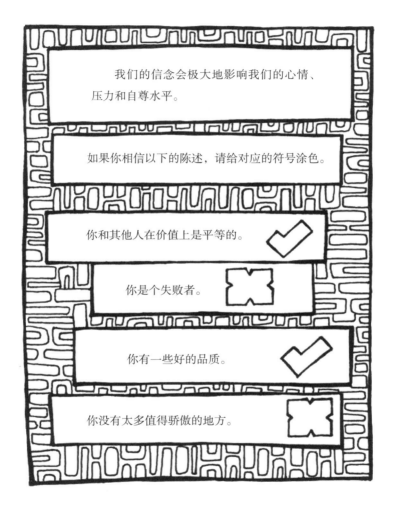

我们的信念会极大地影响我们的心情、压力和自尊水平。

如果你相信以下的陈述，请给对应的符号涂色。

你和其他人在价值上是平等的。

你是个失败者。

你有一些好的品质。

你没有太多值得骄傲的地方。

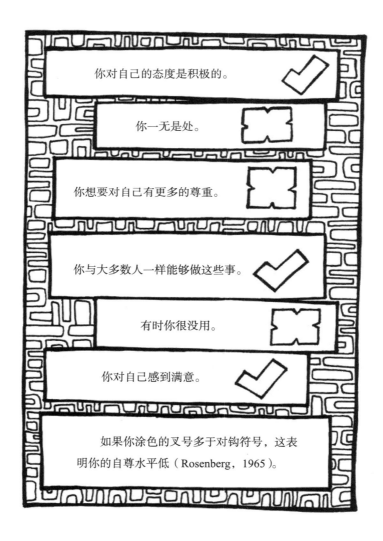

你对自己的态度是积极的。

你一无是处。

你想要对自己有更多的尊重。

你与大多数人一样能够做这些事。

有时你很没用。

你对自己感到满意。

如果你涂色的叉号多于对钩符号，这表明你的自尊水平低（Rosenberg，1965）。

情绪

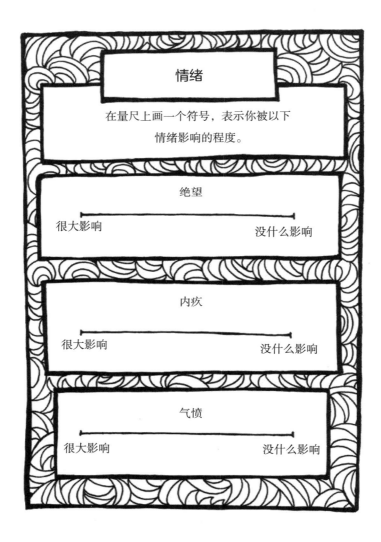

情绪

在量尺上画一个符号，表示你被以下
情绪影响的程度。

绝望

很大影响　　　　　　　　　　没什么影响

内疚

很大影响　　　　　　　　　　没什么影响

气愤

很大影响　　　　　　　　　　没什么影响

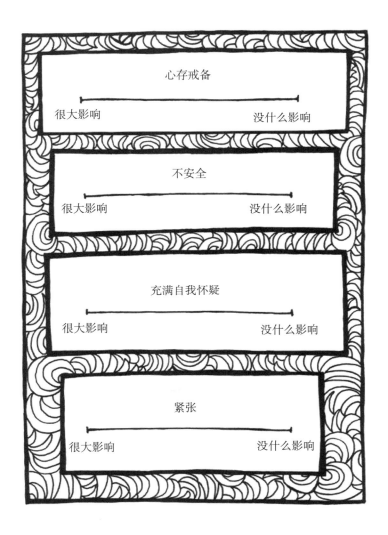

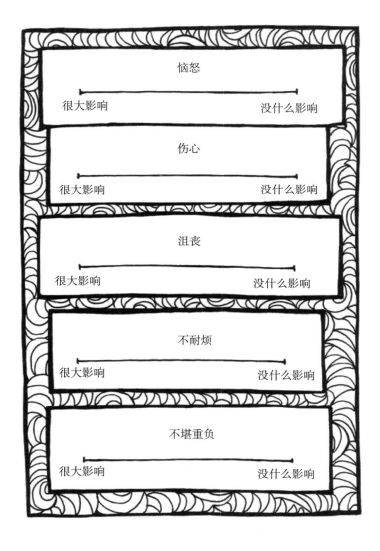

关于情绪的信念

只有在你相信自己可以**控制情绪**的情况下，你才能**逐渐掌控**自己的情绪，这对于减少情绪困扰是必要的。(Winch，2018)

请在以下量尺上画一个记号，以表明你认为自己的情绪在多大程度上是固定的或可塑的。

|———————————————|

固定的　　　　　　　　　　可塑的

情绪是可塑的还是固定的，关于这一点，个体持有的信念对于他们的情绪体验及其在调节情绪这件事上的投入程度，都有着至关重要的作用。（Kneeland et al.，2006）

我们大多数人都发展出了策略（通常我们没有觉察到自己正在使用它们）来应对令自己感到不舒服的困难情绪，但随着时间的推移，这常会导致更高水平的痛苦。

艺术治疗师凯西·马奇欧迪写道：

有时候用语言表达感受是困难的或者不可能的。情绪，尤其是那些由创伤、危机或丧失所导致的情绪，往往难以明确表达，通常情况下，词汇似乎不能完全传达它们的意思。

（Malchiodi，2007）

通过制造一种放松的生理反应或者通过改变心情，艺术创作的实际过程可以缓解情绪压力。

历史向我们表明，在巨大压力下的个体可以用艺术作为表达和转化内心冲突的一种方式……艺术家用他们的艺术创作去探索人类的痛苦，找到他们的情绪困扰的意义，并寻求超越。（Malchiodi，2007）

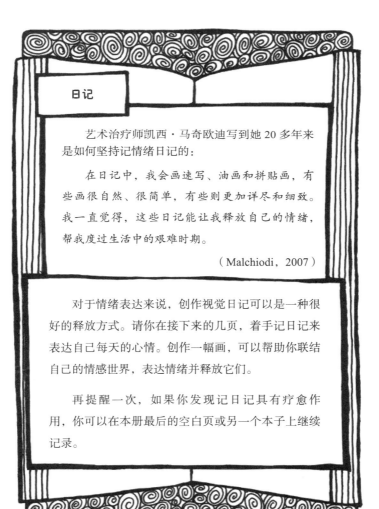

日记

艺术治疗师凯西·马奇欧迪写到她 20 多年来是如何坚持记情绪日记的：

在日记中，我会画速写、油画和拼贴画，有些画很自然、很简单，有些则更加详尽和细致。我一直觉得，这些日记能让我释放自己的情绪，帮我度过生活中的艰难时期。

（Malchiodi，2007）

对于情绪表达来说，创作视觉日记可以是一种很好的释放方式。请你在接下来的几页，着手记日记来表达自己每天的心情。创作一幅画，可以帮助你联结自己的情感世界，表达情绪并释放它们。

再提醒一次，如果你发现记日记具有疗愈作用，你可以在本册最后的空白页或另一个本子上继续记录。

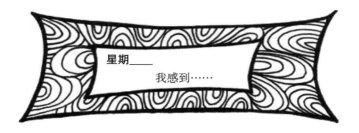

星期____

我感到……

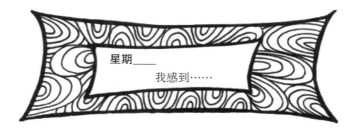

星期＿＿＿

我感到……

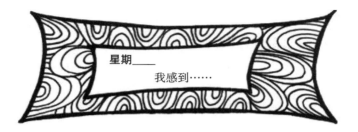

星期＿＿＿＿

我感到……

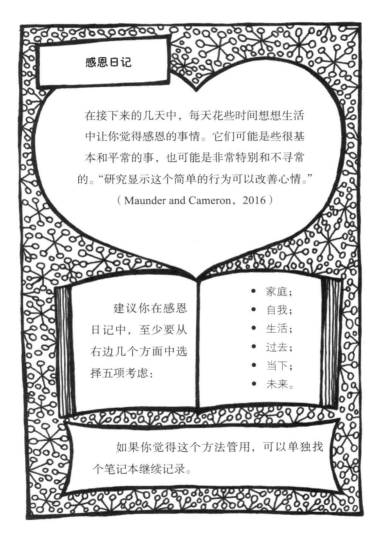

感恩日记

在接下来的几天中，每天花些时间想想生活中让你觉得感恩的事情。它们可能是些很基本和平常的事，也可能是非常特别和不寻常的。"研究显示这个简单的行为可以改善心情。"（Maunder and Cameron，2016）

建议你在感恩日记中，至少要从右边几个方面中选择五项考虑：

- 家庭；
- 自我；
- 生活；
- 过去；
- 当下；
- 未来。

如果你觉得这个方法管用，可以单独找个笔记本继续记录。

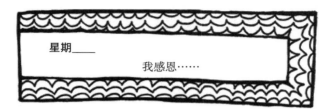

星期＿＿＿＿

我感恩……

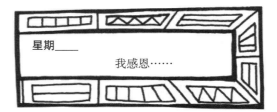

星期＿＿＿＿

我感恩……

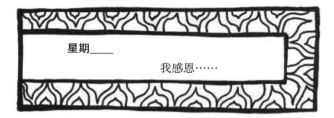

星期＿＿＿＿

我感恩……

行为

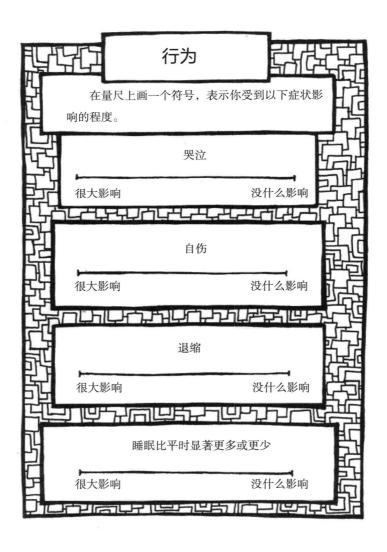

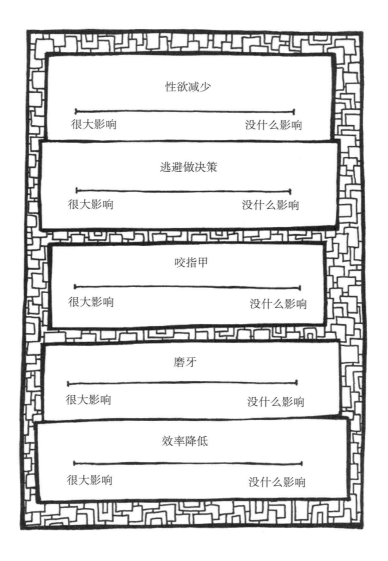

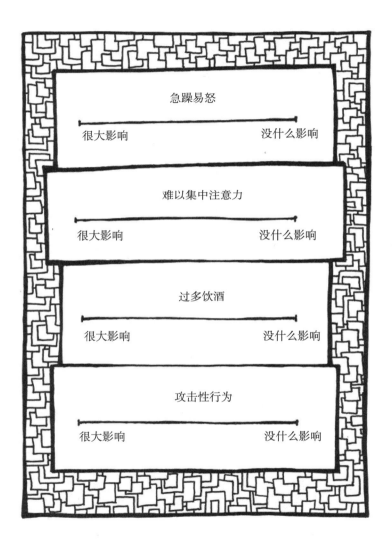

从行为视角来看，最常见的减少压力症状的一些技巧是：

- 探索如何限制或减少压力；
- 提高时间管理的效率；
- 增加用于放松的时间；
- 增加用于锻炼的时间。

优先排序

提前计划你在下星期的活动。用下面的几页来画出或描述你下星期需要做的任务（日常生活中的常规任务除外），将它们划分为三个优先等级。这可以帮助你探索是否可以减少外部的压力。

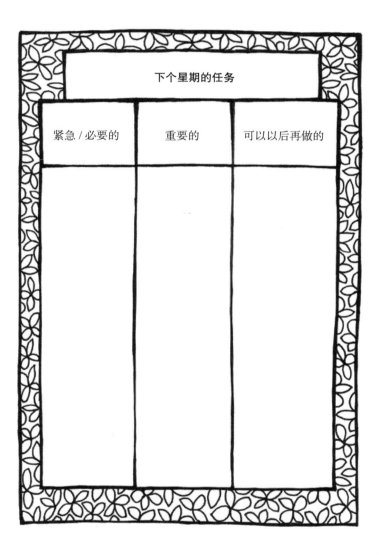

下个星期的任务

| 紧急 / 必要的 | 重要的 | 可以以后再做的 |

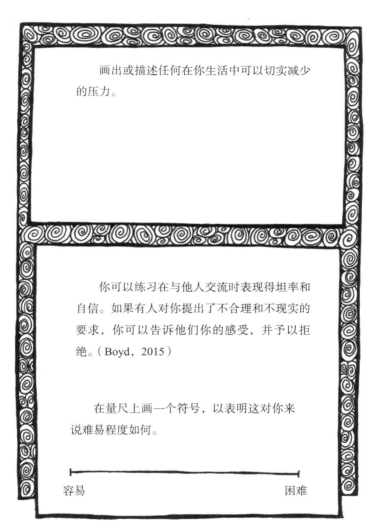

画出或描述任何在你生活中可以切实减少的压力。

你可以练习在与他人交流时表现得坦率和自信。如果有人对你提出了不合理和不现实的要求，你可以告诉他们你的感受，并予以拒绝。（Boyd，2015）

在量尺上画一个符号，以表明这对你来说难易程度如何。

容易　　　　　　　　　　　　　　困难

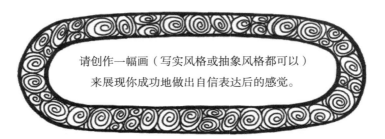

请创作一幅画（写实风格或抽象风格都可以）
来展现你成功地做出自信表达后的感觉。

你正在进行的活动类型非常重要。你的生活是否充满了令人愉悦的活动，例如与朋友聊天、阅读或其他有趣的事情？还是说你的生活充满了如为家人做早餐、通勤、上班、回复邮件、搞卫生、付账单和收拾其他人留给你的残局这样的事情？如果后者对你来说是更典型的生活状况，那么你可能就会明白为什么你的心情不好，以及为什么你的压力很大了。

当我们处于压力之下时，面对曾经努力追求的事情，我们自然会表现出动力下降和退缩。阻断这种消极的、螺旋式下降循环的最佳方式是迫使我们自己的行为变得更加积极，从而影响我们的想法和感受。（Myles and Shafran，2015）

制订计划

在接下来的页面中，完成每日计划来鼓励自己进行有效的时间管理。将必要的日常生活任务和承诺包括在内，并使用优先排序那页的信息来决定什么事情必须要安排在这一星期的计划内。这么做可以帮助你感觉自己能更好地掌控时间。如果这对你来说有帮助，请持续制订更多的每日计划，并形成一个星期的计划。

如果我们有很紧迫的时间压力，可能会倾向于通过减少睡眠、放松和锻炼的时间来完成任务。矛盾的是，如果我们能花点时间做这些事，我们的效率反而会提高，因为我们得到了充分的休息和放松。

星期＿＿的计划	
时间	活动 / 任务

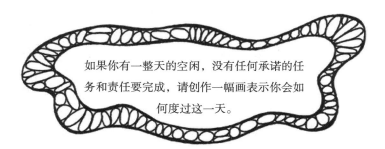

如果你有一整天的空闲，没有任何承诺的任务和责任要完成，请创作一幅画表示你会如何度过这一天。

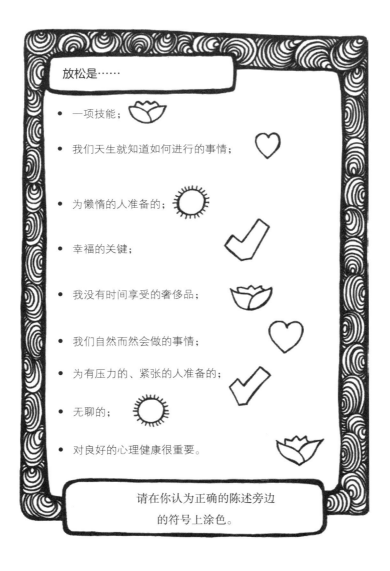

放松是……

- 一项技能；

- 我们天生就知道如何进行的事情；

- 为懒惰的人准备的；

- 幸福的关键；

- 我没有时间享受的奢侈品；

- 我们自然而然会做的事情；

- 为有压力的、紧张的人准备的；

- 无聊的；

- 对良好的心理健康很重要。

请在你认为正确的陈述旁边
的符号上涂色。

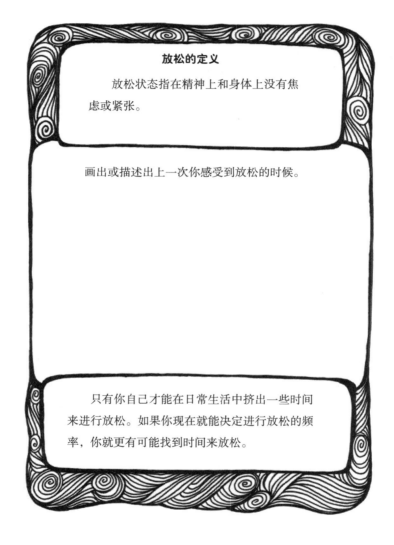

放松的定义

　　放松状态指在精神上和身体上没有焦虑或紧张。

　　画出或描述出上一次你感受到放松的时候。

　　只有你自己才能在日常生活中挤出一些时间来进行放松。如果你现在就能决定进行放松的频率，你就更有可能找到时间来放松。

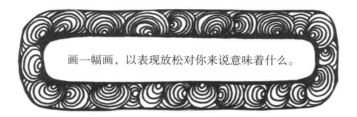

画一幅画，以表现放松对你来说意味着什么。

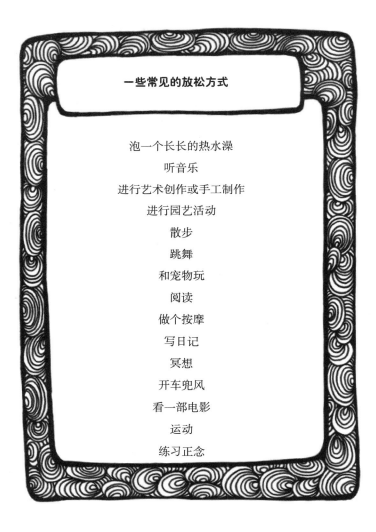

一些常见的放松方式

泡一个长长的热水澡

听音乐

进行艺术创作或手工制作

进行园艺活动

散步

跳舞

和宠物玩

阅读

做个按摩

写日记

冥想

开车兜风

看一部电影

运动

练习正念

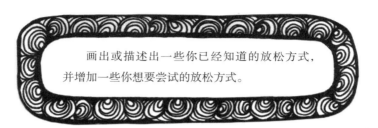

画出或描述出一些你已经知道的放松方式，并增加一些你想要尝试的放松方式。

在下个星期……

你在哪天的什么时段有可能安排放松的时间？

请将你在下星期可以安排放松的时间和可以进行的放松活动填到下表。

星期	时间	放松练习
星期一		
星期二		
星期三		
星期四		
星期五		
星期六		
星期日		

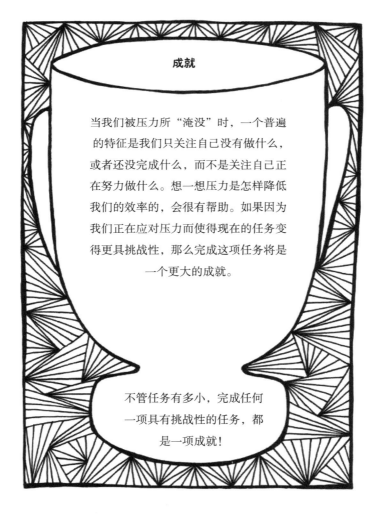

成就

当我们被压力所"淹没"时，一个普遍的特征是我们只关注自己没有做什么，或者还没完成什么，而不是关注自己正在努力做什么。想一想压力是怎样降低我们的效率的，会很有帮助。如果因为我们正在应对压力而使得现在的任务变得更具挑战性，那么完成这项任务将是一个更大的成就。

不管任务有多小，完成任何一项具有挑战性的任务，都是一项成就！

生理反应

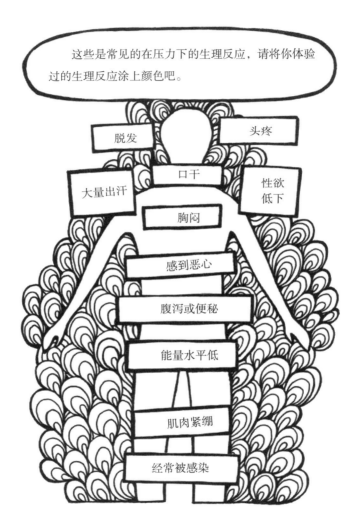

生理反应

临床心理学家莱斯利·蒙德和罗娜·卡梅伦写道：

躯体症状大多与我们原始的生存策略有关，即"战斗或逃跑"反应。这一反应在我们的身体中释放出的荷尔蒙，如皮质醇和肾上腺素，就是让我们准备战斗或逃跑的。但是这种反应不能帮助我们面对现代生活中的压力。我们通常不能逃避债务、截止日期或压力性的生活事件！

很多人在感受到压力症状时会非常担心，并认为这可能是一种严重的生理或心理问题的信号，比如心脏病发作或情绪崩溃。但它们并不危险，实际上十分常见。

（Maunder and Cameron，2016）

然而，长期压力对我们的健康有害。如果你对任何症状感到担心，请去医生那里做检查。

在一项研究中，丹尼尔·戈尔曼指出，那些经历着**"持续的紧绷"**（或者持续的敌意、愤世嫉俗或猜疑）的人"被发现会有加倍的患病风险，包括哮喘、关节炎、头痛、消化性溃疡，以及心脏病"。

"任何一种持续向身体输送一波又一波压力荷尔蒙的高强度的消极情绪都会加剧患心脏疾病的风险"，并且"压力本身会削弱免疫系统"。

（Daniel Goleman，1996）

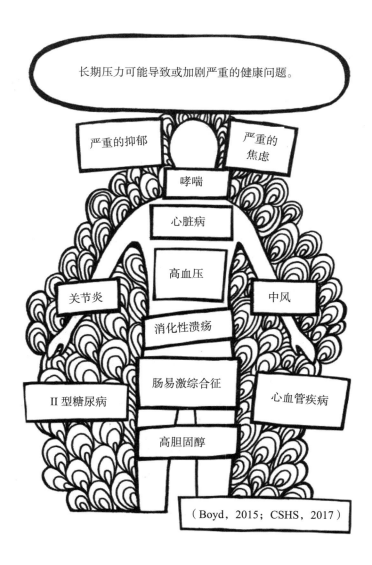

长期压力可能导致或加剧严重的健康问题。

严重的抑郁

严重的焦虑

哮喘

心脏病

高血压

关节炎

中风

消化性溃疡

肠易激综合征

Ⅱ型糖尿病

心血管疾病

高胆固醇

（Boyd，2015；CSHS，2017）

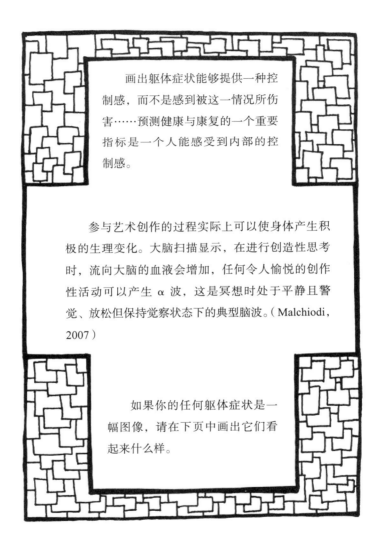

画出躯体症状能够提供一种控制感，而不是感到被这一情况所伤害……预测健康与康复的一个重要指标是一个人能感受到内部的控制感。

参与艺术创作的过程实际上可以使身体产生积极的生理变化。大脑扫描显示，在进行创造性思考时，流向大脑的血液会增加，任何令人愉悦的创作性活动可以产生 α 波，这是冥想时处于平静且警觉、放松但保持觉察状态下的典型脑波。（Malchiodi，2007）

如果你的任何躯体症状是一幅图像，请在下页中画出它们看起来什么样。

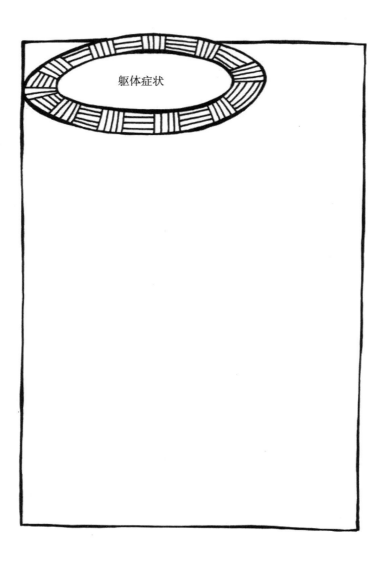

躯体症状

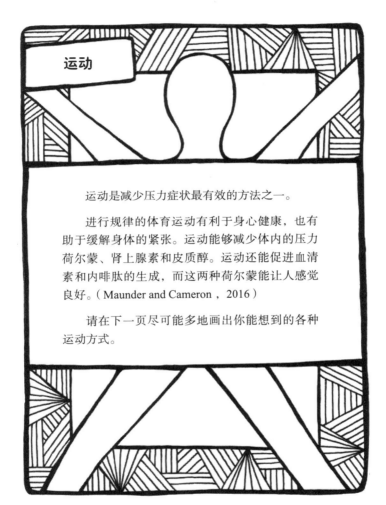

运动

　　运动是减少压力症状最有效的方法之一。

　　进行规律的体育运动有利于身心健康，也有助于缓解身体的紧张。运动能够减少体内的压力荷尔蒙、肾上腺素和皮质醇。运动还能促进血清素和内啡肽的生成，而这两种荷尔蒙能让人感觉良好。（Maunder and Cameron，2016）

　　请在下一页尽可能多地画出你能想到的各种运动方式。

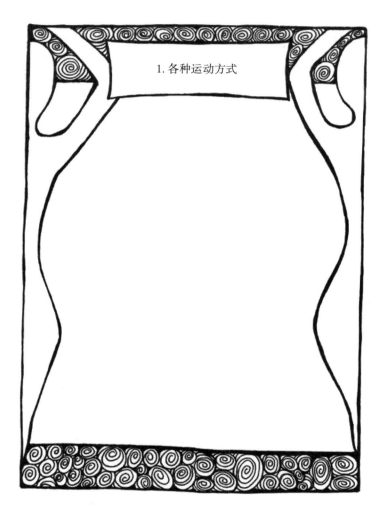

1. 各种运动方式

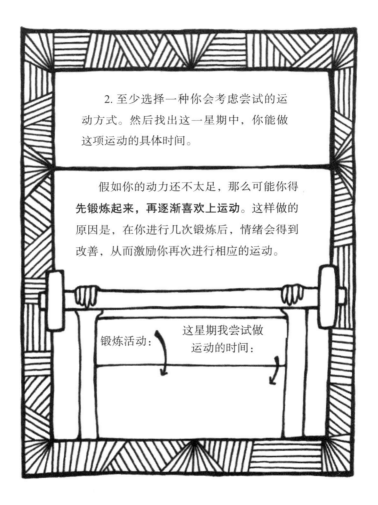

2. 至少选择一种你会考虑尝试的运动方式。然后找出这一星期中，你能做这项运动的具体时间。

假如你的动力还不太足，那么可能你得**先锻炼起来，再逐渐喜欢上运动**。这样做的原因是，在你进行几次锻炼后，情绪会得到改善，从而激励你再次进行相应的运动。

锻炼活动：

这星期我尝试做运动的时间：

闭上你的眼睛，想象一个让你感到安全和满足的地方。花时间待在这个想象中的地方将使你的身体放松。你能看到、听到、闻到和碰触到什么？天气是什么样的？你是与其他人一起还是一个人？**你的安全地点看起来什么样？**

少一点压力

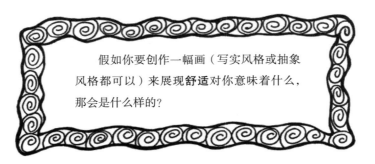

假如你要创作一幅画（写实风格或抽象风格都可以）来展现**舒适**对你意味着什么，那会是什么样的？

假如你要创作一幅画（写实风格或抽象
风格都可以）来展现**宽慰**对你意味着什么，
那会是什么样的？

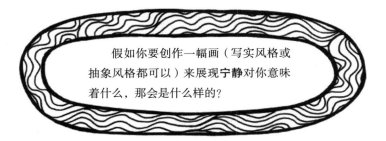

假如你要创作一幅画（写实风格或抽象风格都可以）来展现**宁静**对你意味着什么，那会是什么样的？

假如你要创作一幅画（写实风格或抽象风格都可以）来展现平和对你意味着什么，那会是什么样的？

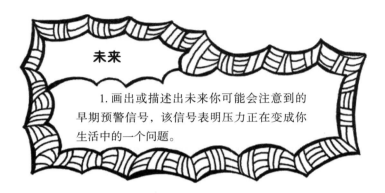

未来

1. 画出或描述出未来你可能会注意到的早期预警信号，该信号表明压力正在变成你生活中的一个问题。

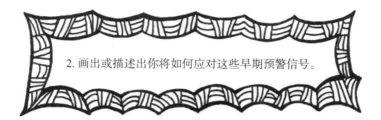

2. 画出或描述出你将如何应对这些早期预警信号。

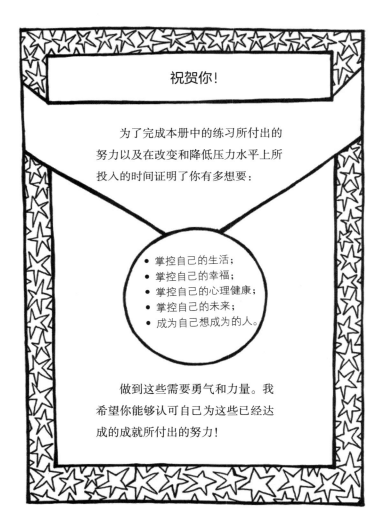

祝贺你!

为了完成本册中的练习所付出的努力以及在改变和降低压力水平上所投入的时间证明了你有多想要：

- 掌控自己的生活；
- 掌控自己的幸福；
- 掌控自己的心理健康；
- 掌控自己的未来；
- 成为自己想成为的人。

做到这些需要勇气和力量。我希望你能够认可自己为这些已经达成的成就所付出的努力!

记录你的感受

作者简介

珍妮弗·格斯特（Jennifer Guest）

英国咨询师和心理治疗师协会认证会员，拥有艺术和设计的荣誉学位，从事临床治疗工作已有14年，在英格兰北部地区的多个咨询中心和学校为成年人、夫妻和年轻人提供咨询服务。在咨询工作之外，格斯特还对绘画和涂鸦充满了热情，因此她也把自己对艺术的热爱与治疗工作结合，开发出本书中极具特色的艺术疗愈练习。

译者简介

王建平

北京师范大学心理学部教授、博士生导师；北京师范大学心理学部临床与咨询心理学院副院长（2020—），中国心理卫生协会认知行为治疗（CBT）专业委员会副主任委员（2015—），中国心理学会临床心理学注册工作委员会第四届常委。首都医科大学临床心理学系副主任（2007—2017），中国抗癌协会心理社会肿瘤学专业委员会第一届副主任委员（2006），北师大"心理咨询与研究中心"创始人（2002）。中国首批临床心理学注册督导师、创伤治疗师（2007）；美国认知治疗学院（ACT）Fellow

（2015—）以及认证 CBT 治疗师（2013—），美国贝克 CBT 研究所（Beck Institute of CBT）国际顾问委员会委员（2019—）。

岳宗璞

社会工作硕士，儿童保护社会工作从业者。

The CBT Art Workbook

情绪彩虹书

CBT 艺术疗愈完全手册

创造性练习集

［英］珍妮弗·格斯特（Jennifer Guest）著

王建平 尤芊淳 译

中国人民大学出版社

·北京·

图书在版编目（CIP）数据

情绪彩虹书：CBT艺术疗愈完全手册. 6，创造性练习集 /（英）珍妮弗·格斯特（Jennifer Guest）著；王建平，尤芊淳译. -- 北京：中国人民大学出版社，2022.1

ISBN 978-7-300-30002-3

Ⅰ. ①情… Ⅱ. ①珍… ②王… ③尤… Ⅲ. ①认知—行为疗法 Ⅳ. ①R749.055

中国版本图书馆CIP数据核字(2021)第220152号

情绪彩虹书：CBT艺术疗愈完全手册·创造性练习集

〔英〕珍妮弗·格斯特（Jennifer Guest） 著

王建平 尤芊淳 译

Qingxu Caihongshu：CBT Yishu Liaoyu Wanquan Shouce·Chuangzaoxing Lianxiji

出版发行	中国人民大学出版社		
社 址	北京中关村大街31号	**邮政编码**	100080
电 话	010-62511242（总编室）	010-62511770（质管部）	
	010-82501766（邮购部）	010-62514148（门市部）	
	010-62515195（发行公司）	010-62515275（盗版举报）	
网 址	http://www.crup.com.cn		
经 销	新华书店		
印 刷	天津中印联印务有限公司		
开 本	890 mm×1240 mm 1/32	**版 次**	2022年1月第1版
印 张	4.125 插页1	**印 次**	2024年12月第3次印刷
字 数	39 000	**定 价**	175.00元（全六册）

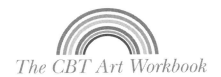

The CBT Art Workbook

目录

IIIIIIIIIIIIIIIIIIIIIIIIIIII

导　言　　　　　　　　　　　　　　　　/ 001

1　自我感知及建立自尊　　　　　　　　/ 011

2　情绪管理及应对丧失和改变　　　　　/ 031

3　反思、问题解决及设定目标　　　　　/ 052

4　字母图　　　　　　　　　　　　　　/ 067

5　曼陀罗　　　　　　　　　　　　　　/ 094

记录你的感受　　　　　　　　　　　　/ 120

导　言

在治疗工作中，有大量基于认知行为疗法（CBT）的练习和可视化的素材可以使用，例如黛博拉·普卢默（Deborah Plummer）写过一本很棒的书——《帮助青少年和成年人建立自尊》（*Helping Adolescents and Adults to Build Self-Esteem*）。我认为，将 CBT 技术与一些艺术素材相结合应用于治疗工作这一想法，在我自己的实践工作中很有帮助。本书这一分册是一本结合 CBT 技术、艺术疗法和美学思想而设计出的练习集。在如今到处充斥着由电脑生成的"无瑕"图片的世界中，当我们发现手绘图画与涂鸦能让人们重拾状态、抖擞精神时，这一点真的颇具意义。

使用过这些练习后，我的许多来访者都受到启发并开始主动绘画。事实上，手绘似乎可以使人们更自信地发挥创造力，他们可以随心所欲地创作而不必担心犯了什么错，并同时享受创造性工作带来的积极疗效。当受邀创作的来访者了解到自己的插画不需要如计算机制品般完美时，他们将较少感到气馁。正是这一艺术创作的过程，而非作为这一过程结果的艺术作品本身，让我们获得了治疗的价值。投入创作的过程通常有极强的宣泄功能。

在设计和绘制这些素材时，我自己就体验到了极大的快乐。当一个人完全投入自己喜欢的事务之中，就如同在做冥想与正念，这使我们的头脑能从思考或担忧中解放出来。通过多年来对涂鸦的激情，我终于找到了被艺术家玛利亚·托马斯（Maria Thomas）和里克·罗伯茨（Rick Roberts）命名为"禅绕画"（Zentangle）的绘画方式，他们提供了一些优秀的实用图书和在线资源，以教授人们如何制作类似的插画作品。若有人对此种绘画方法感兴趣，可以参考这些资源。

本书这一分册为人们提供了从练习中获得启发的机会，帮助人们通过视觉图像（无论是否有文字）进行交流。我们希望来访者在使用本册中的练习时，可以接触到广泛的艺术素材，同时这也是在抛砖引玉，让来访者有机会创作出视角更多元化、思路更宽阔的作品。

尽管前 3 章中的练习主要供熟悉 CBT 技术的治疗师使用，但下文仍将简要概述这种主流的心理治疗形式。

认知行为疗法的概念

CBT 帮助来访者了解他们的想法及思维方式如何影响他们的感觉和行为，包括生理层面的反应。这些概念于 20 世纪 60 年代初期，由其时正于宾夕法尼亚大学工作的美国精神病学家亚伦·贝克（Aaron Beck）提出。CBT 最初旨在研究和治疗抑郁症。此后，CBT 的内涵被不断丰富扩充，并用于治疗各种心理和情绪健康问题，可以说它作为一种循证的心理治疗方法得到了广泛的应用。

人们普遍有一种看法：自己的感受应当归咎于外界或他人，尤其是在出现愤怒、烦躁、失望、痛苦或焦虑等负面情绪时。CBT 的目标是帮助来访者明白，人们看待世界和理解自身经验的方式是多种多样的，从而挑战和驳斥了这一看法，即自己的感受应当归咎于外界和他人。倘若只有这一种方式来理解世界和自身，那么不同人的心情和反应也只能从一个模子里刻出来，毫无区别。显然，我们对事件的解释决定了我们在事件中的感受。因此，至关重要的是，要想改变我们对外部事件和经历的看法，我们需要改变自己思考这些事件和经历的方式。我们的解释完全是主观的、易被歪曲的，而且可能并不准确。人们常常将他们的解释误解为事实，无法意识到二者之间的差别。

当我们将个人经历与已有的认知整合，并形成消极信念时，特别是当这些消极信念与我们自身、我们的能力并最终与我们的自我价值感相关时，我们的情绪健康将受到严重的影响。CBT 旨在使人们了解到这一点，从而可以选择不同的认知方式，最终对感受产生影响。这一过程可以使问题得以消除或最小化。这并不意味着我们是有意识地通过消极思维和信念制造情绪问题，而是指当在我们的生活中发生外部事件时，我们的认知方式可能会有助于或阻碍我们解决和应对这些事件产生的影响。

心理学家阿尔伯特·埃利斯（ Albert Ellis）开发了 "ABC 模型"，用以说明我们的想法如何影响我们的感受，进而影响我们的行为：

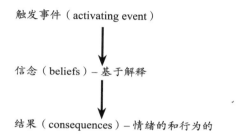

触发事件（activating event）

信念（beliefs）– 基于解释

结果（consequences）– 情绪的和行为的

该模型解释了这一概念，即需要首先改变我们的想法和思维方式，才能转变我们的感受方式并使我们的行为产生改变。信念被定义为以下三种不同的认知水平。

1. 核心信念

这些想法是我们对自己做出的评述，这些评述常常是顽固的、不准确的，并且会伤害到我们的自尊。它们通常被称作图式，并被认为是最深层的想法。通过核心信念，我们可以知道我们如何诠释自己的经历，因为我们会选择能够证实核心信念的信息，并过滤掉与核心信念相悖的信息。

高情绪反应暗示着基础核心信念的存在，这些核心信念支撑着这些最初被表达出来的情绪。帮助来访者觉察到这一点，可极大地启发与促进他们在治疗中的转变。核心信念一旦被识别出来，来访者就可以致力于回归一种更合乎逻辑、以证据为基础的信息处理方式。

2. 中间信念

中间信念通常位于我们的核心信念和自动思维之间。它们一般被定义为规则、态度和假设，并受到我们的核心信念的影响。通常我们只能意识到一部分中间信念，因此它们常常是不清晰的。

3. 自动思维

自动思维，就是不断在人们头脑中流动、经过的想法，可以是言语形式的，也可以是视觉化的意象。它们构成了内在的、连续的评论，这种评论常常被描述为"自我对话"。自动思维通常针对特定的情况，并被认为是三种认知水平中最浅层的一个。一些理论家将其定义为"消极的自动思维"（negative automatic thoughts，NATs）。如果我们正在经历痛苦，这些感受会对我们的思维产生不利的影响。我们情绪的低落程度和我们的思维逻辑性之间存在相关性。一次又一次的重复，可以让这些自动思维转化为我们可能不能完全意识到的习惯模式，直到事后我们对这些痛苦的事件或情况进行探索时才能发觉。

我们认为这三个相互影响的水平可以成为治疗的核心。

CBT 通常从 NATs 水平开始工作，帮助来访者了解他们内在的自我对话的本质，然后再将治疗焦点转向让他们了解自身潜在的假设和规则，以及他们的核心信念。

我们的想法和信念系统具有习惯性的性质，因此即使那些熟悉的想法和信念已经不再能够满足我们的需要，它们仍会给我们带来安全感。即使认识到这一点，人们仍然会抗拒改变，因为改变会将我们带入未知和陌生的领域。人们会恐惧探索和练习新的思维和存在方式，而治疗则能提供一处安全的场所，这是非常有意义的。

本册内容可被视为治疗师工具箱中非常重要的组成部分，可在适当的情景和时间取出翻阅，辅助众多 CBT 技术更加有效地挑战和改变来访者无益的思维方式。书中练习使用的独特的美学设计可能会带来新的启示，让人们认识到想法、感受和行为之间的联结，并建立起更具价值的构想。不同于常见的表格形式，这些创造性的设计可能会赋予那些正在寻找其他思考角度解决问题或陷入思维死胡同的人以灵感。对于那些适合在治疗沟通中结合启发性的话语、提问与图片、设计图案和图像的来访者，本册中的练习尤为适合。实操性的练习可以加速许多人的学习过程，而且使用这些练习能够有效地提升治疗体验。

艺术作为治疗

在来访者进行改变的旅程中，绘画的创作可能在情绪宣泄、启发性及肯定自我方面具有令人难以置信的作用。通过视觉手段进行交流是非常有效且具有启发意义的，因为语言在形容或表达感受时常常会显得苍白。这一点在压力来临和经历创伤时显得尤为重要。表达感情和记忆能够帮助我们适应这些经历，并对康复起到至关重要的作用。

艺术治疗师凯西·马奇欧迪（Cathy Malchiodi）描述了在她的体验中艺术治疗领域的工作是多么地有效：

> 多次的经验使我明白，图像创作的创造性过程与健康之间存在重要联系。这些经验向我证明，任何年龄和不同能力的人都可以使用艺术——一种有力且有效的自我表达方式，每个人都能够受益于艺术的疗愈能力，艺术作为一种疗法可以在健康、康复和获得完整性等方面发挥至关重要的作用……相比单纯地使用言语，艺术创作的感官属性为我们提供了一种途径，使我们能够更容易地发掘自身的情感和知觉。在发生情感创伤、丧失或虐待的情况下，艺术创作提供了一种重新整合复杂情感的方式，即通过感官进行表达。因为艺术素材具有触觉特性……可以用于自我舒缓和放松，因此艺术创作同样有助于情感修复和疗愈……艺术表达的感官属性不仅能帮助人们减轻压力，而且有助于回忆和重新定义感知到的创伤记忆、哀伤和丧失。

心理学大师卡尔·荣格对图像创作非常感兴趣，他认为通过将问题和情绪转化为画作，可以让人产生全新的和更加深刻的理解。他在临床工作中使用了来访者回忆和梦中的意象，并探索了这些意象如何与其情感相联结，从而促进他们的情绪康宁以及更好的心理健康状态。

从我们自身出发进行创作是首要的目标，创作的过程比插画作品本身的美学价值更为重要。所以说，艺术天分也不是绝对必要的。治疗师通过支持来访者以艺术的方式自我表达，可以帮助他们在体验过程中找到价值。艺术创作的创造性过程可以带来启迪和领悟，帮助人们应对冲突，并处理他们的创伤经历和难以承受的情绪。

贝蒂·艾德华（Betty Edwards）著有一本非常成功的书《像艺术家一样思考》（*The New Drawing on the Right Side of the Brain*）。她称自己的工作是对罗杰·斯佩里（Roger Sperry）提出的概念，即我们的思维具有双重性进行的实践例证：左脑负责言语及分析思维，右脑则管理视觉和感性思维。我们的语言系统会妨碍我们理解某些特定的信息，因为它具有检查和筛选信息的功能。艾德华认为，正是由于我们在绘画时不需要使用语言，更深层次的洞察才得以浮现。她进一步解释了绘制某些线条画和涂鸦如何助人宣泄，因为它们包涵了表达的过程：

"模拟画"是纯表达性的绘画，不用描绘可命名的事物，只用线条来做表达。出乎意料的是，未经艺术训练的人不仅能够使用这种语言——即制作具有表现力的图画，并且能够理解图画的含义。

压力管理

有效的压力管理对我们的幸福感至关重要。这要求我们对自己有足够清晰的了解，因为不同的人会受到不同的事件和经历的影响。了解这些细节，以及我们接下来会如何对压力做出反应将有所助益。

抽出时间进行放松是非常必要的，尤其是在应对压力时。大多数人发现做自己喜爱的事情能极其有效地减压，因为这可以使我们暂时摆脱担忧，也可以帮助我们理解认识自己的经历。正如凯西·马奇欧迪所说，创作是一种被人们熟知的放松方式。她解释了艺术创作是如何起作用的：

> 缓解情绪压力和焦虑可以通过引发放松的生理反应或通过改变情绪来实现……众所周知，创作活动实际上可以提高大脑中 5- 羟色胺的水平，5- 羟色胺是与抑郁有关的化学物质。其他人将艺术视为一种冥想形式，通过艺术表达找寻内心的安宁与平静。

本册的第 1 章到第 3 章包含可在治疗中使用的练习，旨在帮助来访者创作自己的图画，并对治疗的主题或内容进行不同程度的提示。这些练习可以直接使用和涂画，也可以作为更大尺寸的艺术作品的草稿图。

第 4 章包含有助于舒缓压力和放松的可涂色英文字母图，如果来访者愿意，这些图也可以裁剪下来用作"自我感知"探索的拓展练习。第 5 章还收集了各种曼陀罗设计，供人们享受纯粹的涂色乐趣。

1

自我感知及建立自尊

自我感知

有意识的觉察使我们了解到，我们的内心世界是由想法、感受和反思构成的。这种意识的一种主要组成部分是我们的"自我感知"，即我们在外部世界中对自身独特的身份认同。正如理查德·史蒂文斯（Richard Stevens）所述：

> 一方面，这是一种关于"我"（I）的过程，源自一个人对世界的参与，在世界中的行动以及对世界的影响，也源自我们可以获知自己内在想法与感受的特权。另一方面，这种自我感知也源自一个人对"自己"（me）的觉察与认识：一种自我形象——"我是一个什么样的人"。

了解我们喜欢什么，什么使我们快乐，我们是如何感到兴奋或者受到刺激的，以及我们在害怕什么，对我们的心理和情绪健康至关重要。本章的一些练习侧重于增强这些意识，帮助我们更加清晰地意识到有关自身的核心信念。这能够帮助我们确定自身性格中有哪些方面需要被发展或者削弱。

自尊

我们的自尊水平体现出我们喜欢自己的程度，或我们认为自我的价值有多高。自我信念直接影响自尊水平。探索和理解我们的自我信念是更积极还是更消极，以及确认自我信念在何种程度上帮助或阻碍我们迈向情绪健康，是很有帮助的。自尊水平很低的人可能很难发现自身有哪些方面让自己喜欢或者感到自豪。

我们的自尊水平可能会因为受到身边人的影响而提高或者被损害，这要看他人对我们的影响是批评性的，还是滋养性的。一个人如果在儿时受到的教育是苛刻的、批评性的，作为孩童的需求总是被忽视，只有犯下的错误被关注，或被照料者抱以过高的期望，以及在成年后经历重大的生活变故，都可能形成低自尊。如果我们的自尊水平在不利的生活事件发生之前处于健康状态，那么应对这些事件将会容易得多。

生活有方方面面，人们在生活的不同领域也会体验到相异的自尊水平。咨询师与来访者工作时务必要重视这些不同的方面，这样在治疗中才能更好地考虑到来访者从其身边人那里所获得的反馈如何，以及当他们接收并内化这些反馈之后，相应信息的正确性如何，是否对他们有帮助。另外一点也很重要，即应考虑到这些自我信念中的哪一部分是针对某种特定背景的。

第 1 章的练习旨在确认自尊水平。它们鼓励来访者积极地探索和看待自己的各个方面，例如性格和能力，并专注于自己的长处和技能，从而感到自豪与骄傲。

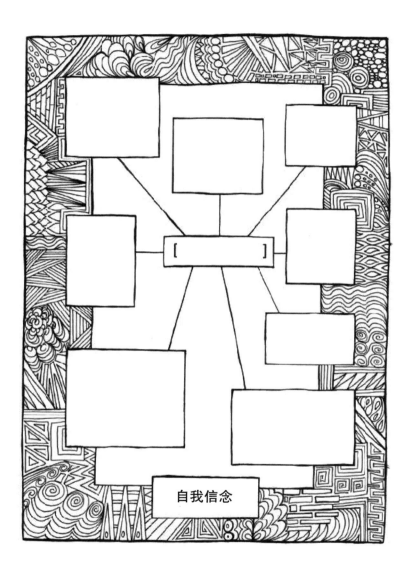

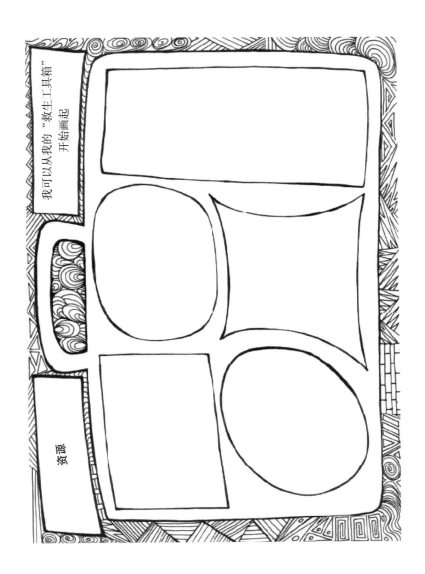

我可以从我的"救生工具箱"开始画起

资源

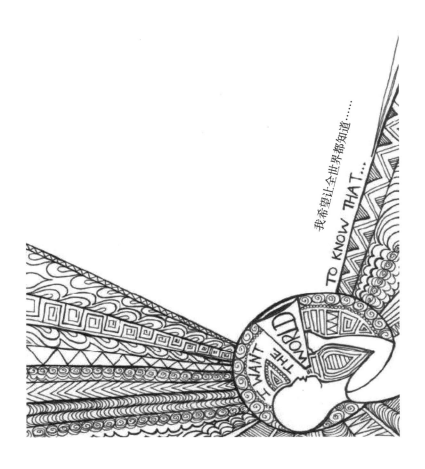

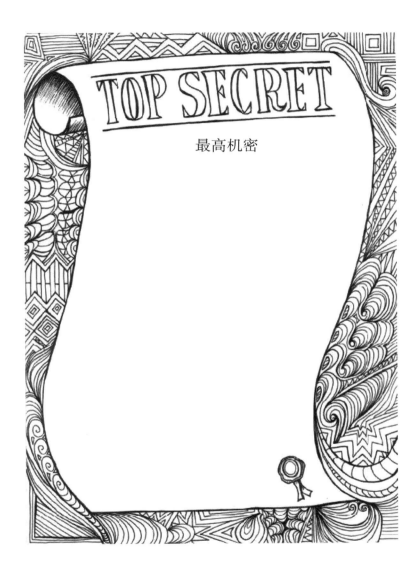

最高机密

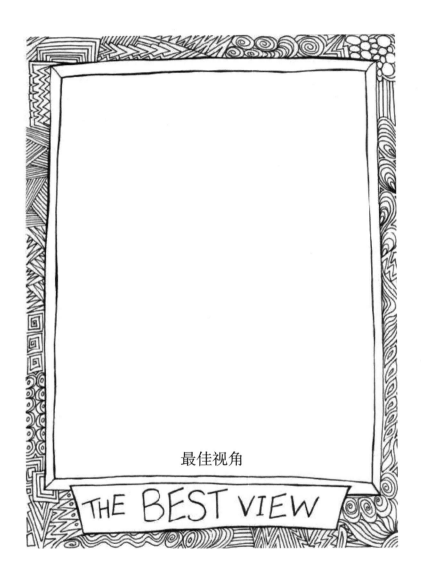

最佳视角

THE BEST VIEW

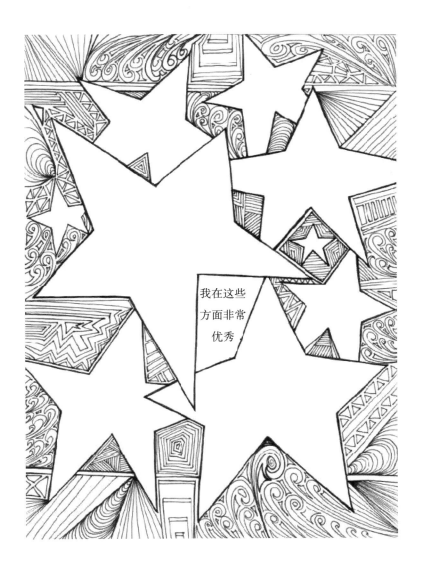

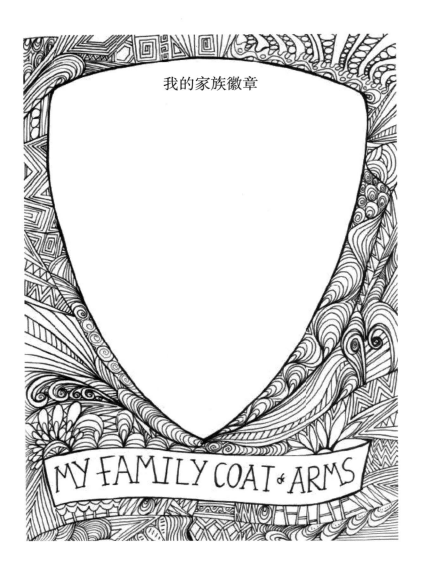

我的家族徽章

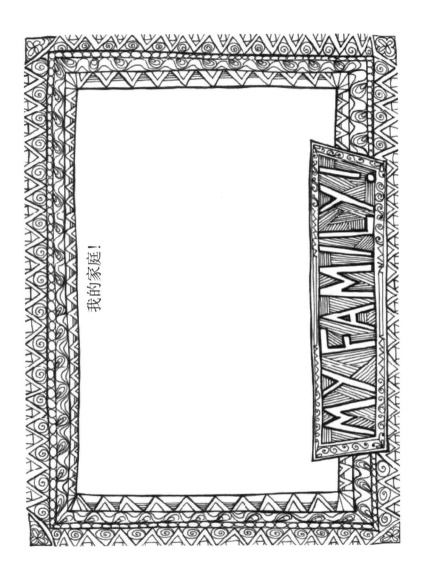

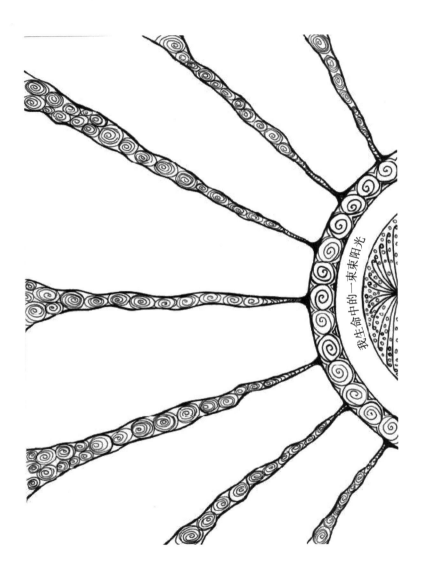

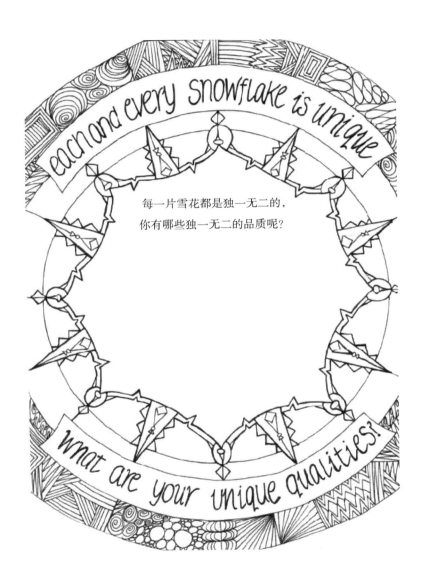

每一片雪花都是独一无二的，
你有哪些独一无二的品质呢？

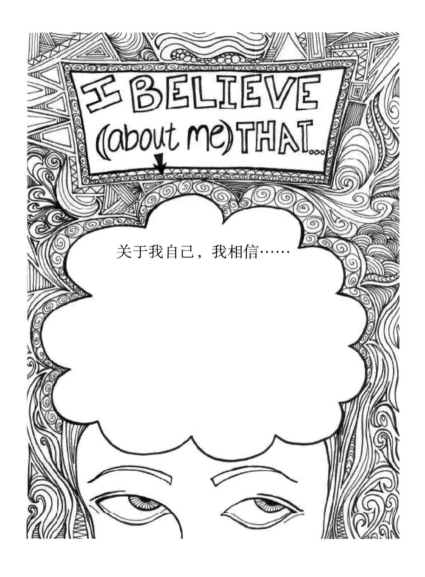

关于我自己，我相信……

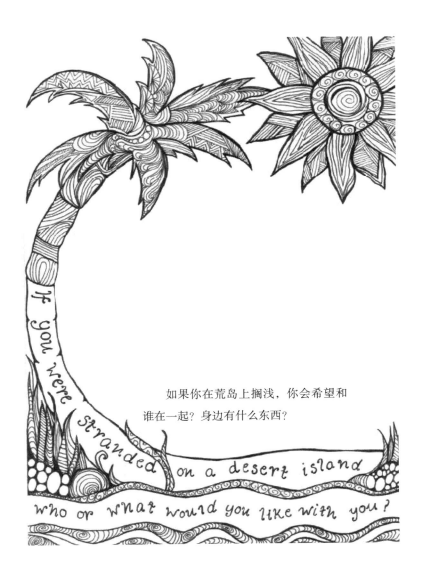

如果你在荒岛上搁浅，你会希望和
谁在一起？身边有什么东西？

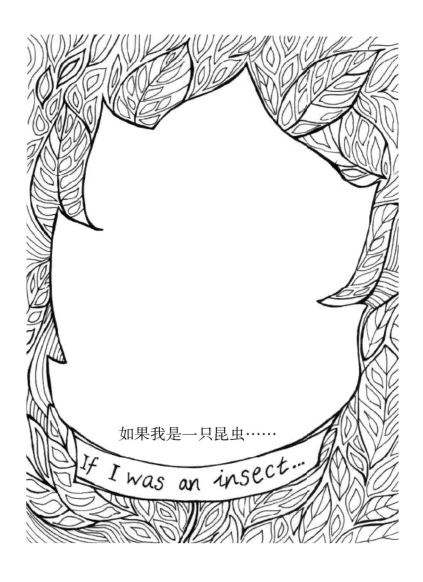

如果我是一只昆虫……

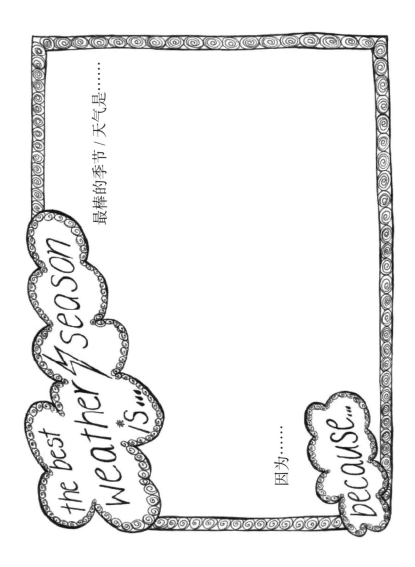

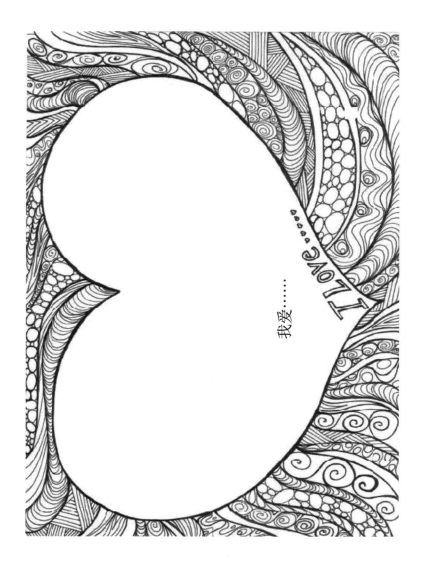

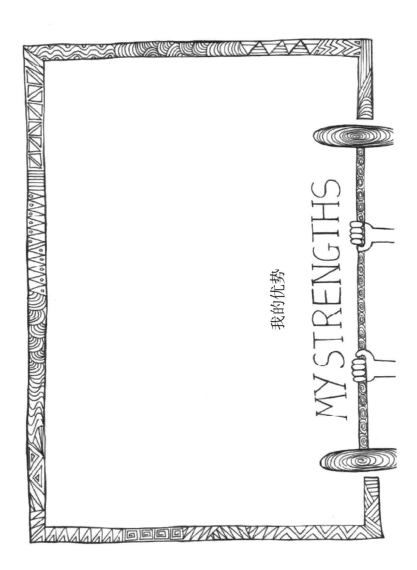

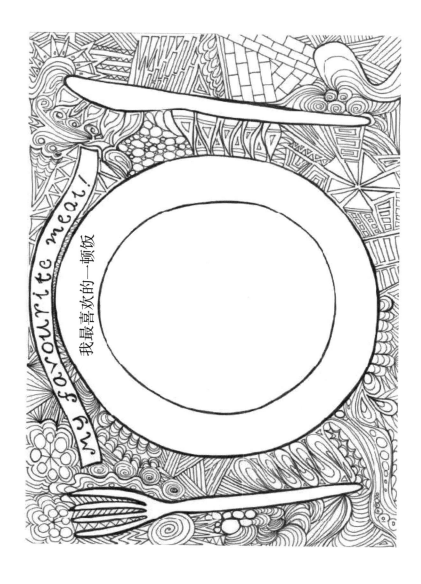

2

情绪管理及应对丧失和改变

改变我们的思考方式，对于我们今后的幸福生活是有建设性和助益的。如果我们有亟待解决的创伤和痛苦经历，或者压抑数年的情绪，有时候需要优先对它们进行治疗。如果我们在遭受虐待或忽视的情况下长大，经历过虐待或控制性的关系或者遭受过重大丧失，那么可能会感受到极度的难过、痛苦和愤怒。如果这些情绪长期无法得到表达，将引发多种问题。

许多人在成长过程中都怀有这样的想法：拥有并表达某些情绪是安全的，但另外一些情绪则不然。这样的信念通常会导致在成年时期不良情绪的大量累积，进而爆发或让人逐渐逃避这些被禁止表达的情绪。另一些人在成长过程中会接收到这样的信息：他们的感受并不重要。由于他们被教导不要关注自己的情绪，他们在成年之后，常常不了解自己的感受。

有些来访者经常因为拥有数种感受或因为感受之间互相矛盾而感到困惑和不知所措。表达让我们的感受获得加工，从而产生疗愈效果。表达能让人梳理自己的情绪，这往往有助于我们更好地理解自身的体验，尤其是当我们预感到自己如临深渊，将要被情绪的洪流吞没之时。

如果我们的想法是基于现实的，我们的情绪通常是对我们的经历的自然反应。当我们认为存在威胁或自身处于危险之中时，无论是情感威胁还是肉体威胁，感到焦虑都是正常的。当不公正的批评发生，或当我们察觉到某人表露出伤害的倾向或是确实在伤害我们时，愤怒是对不公正对待的自然反应。愤怒或焦虑在多大程度上"掌控"我们，以及我们如何表达这些情绪，才是引发问题的原因。其他情绪，诸如沮丧、内疚、伤心和失望等，常常被伪装成愤怒。悲伤是对丧失的一种自然反应，丧失可能涉及丢掉工作、丧失亲人或朋友以及人际关系等不同的方面，在有机会表达悲伤时，我们通常可以更成功地应对丧失。

CBT 技术让我们认识到，想法的现实性与压倒性的问题情绪之间的联系，哪些想法可以增强情绪感受以及我们的想法如何有助于缓和情绪感受。这可以帮我们获得力量，从而更少地受到情绪的摆布。外化技术可以对此提供帮助。这些技术将感受与我们自身分离，因此我们更容易发现情绪并非我们自身，从而可以通过学习去重新掌控自己的反应。

本章的练习旨在帮助来访者重新与他们的情感世界建立联系，确定哪些情况会引发负面想法，并建立一些途径，让他们感到能够更好地控制自己的感受。本章末尾还有一些专门针对丧失和改变的练习。

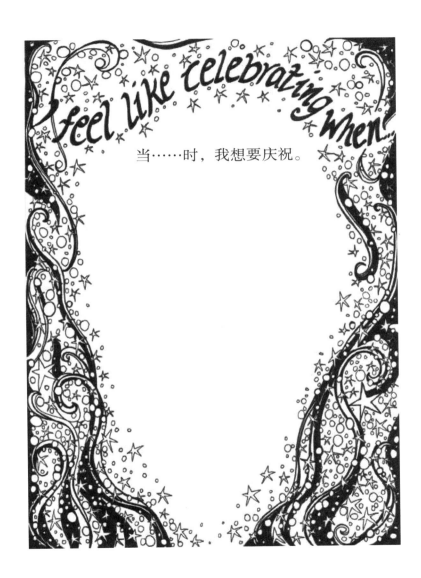

I feel like celebrating when...

当……时，我想要庆祝。

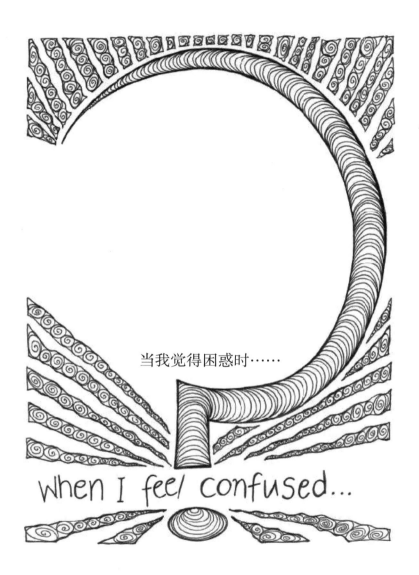

当我觉得困惑时……

When I feel confused...

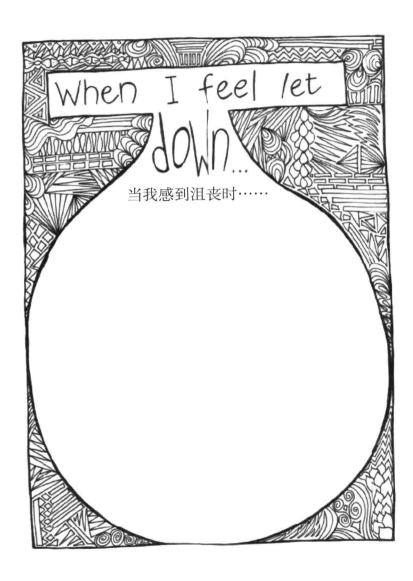

当我感到沮丧时……

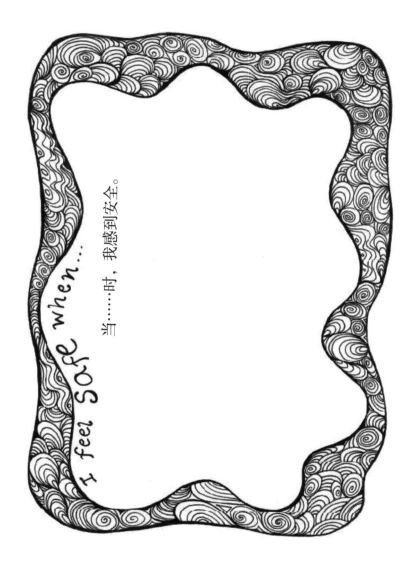

I feel Safe when…

当……时，我感到安全。

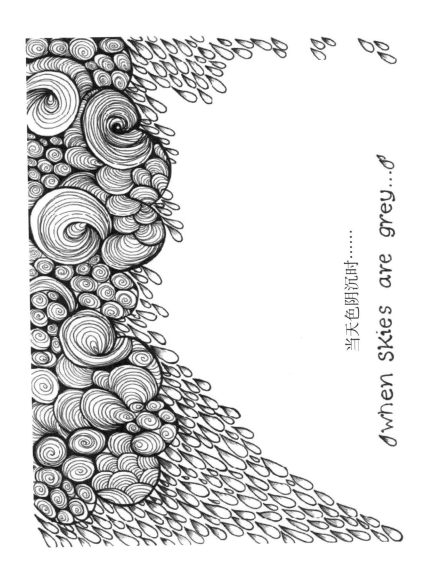

当天色阴沉时……

when skies are grey...

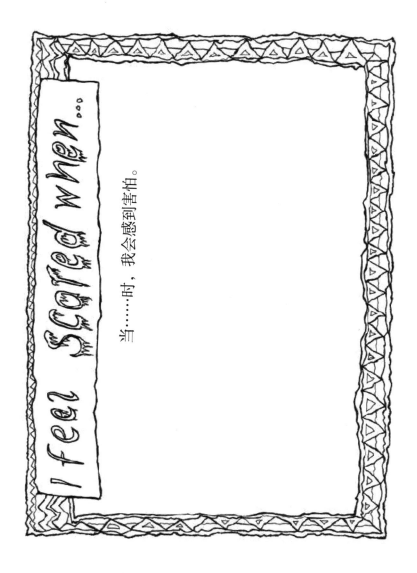

I feel scared when...

当……时，我会感到害怕。

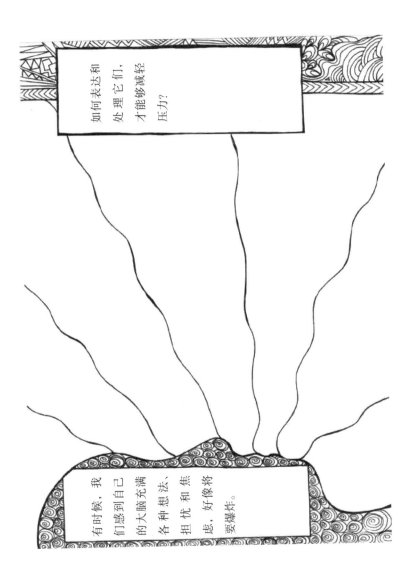

如何表达和处理它们，才能够减轻压力？

有时候，我们感到自己的大脑充满各种想法、担忧和焦虑，好像将要爆炸。

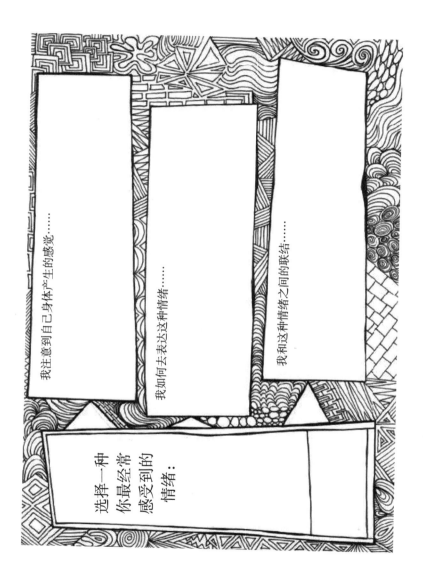

选择一种
你最经常
感受到的
情绪：

我注意到自己身体产生的感觉……

我如何去表达这种情绪……

我和这种情绪之间的联结……

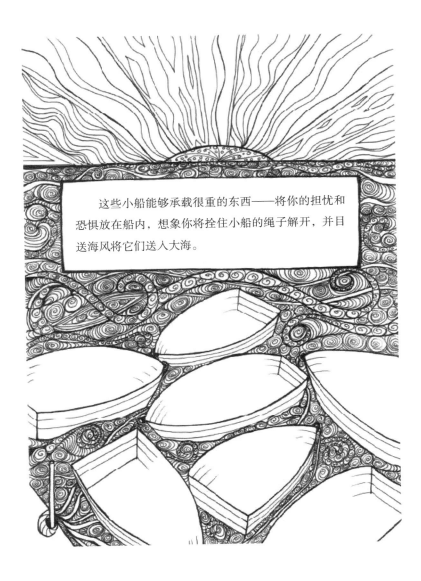

这些小船能够承载很重的东西——将你的担忧和恐惧放在船内，想象你将拴住小船的绳子解开，并且送海风将它们送入大海。

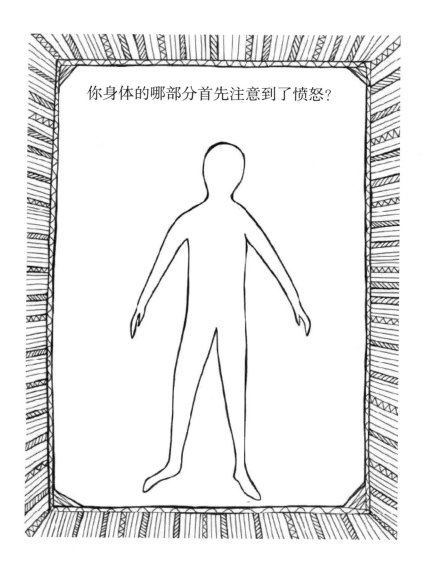

你身体的哪部分首先注意到了愤怒？

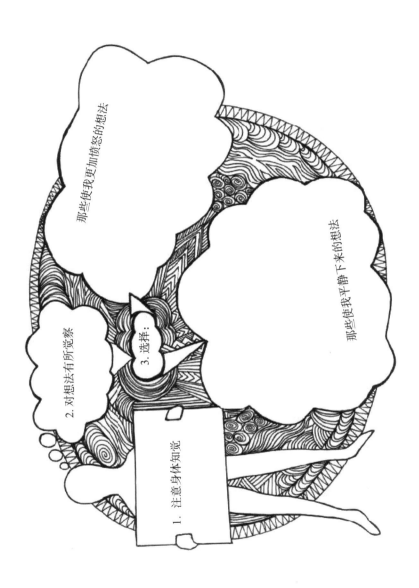

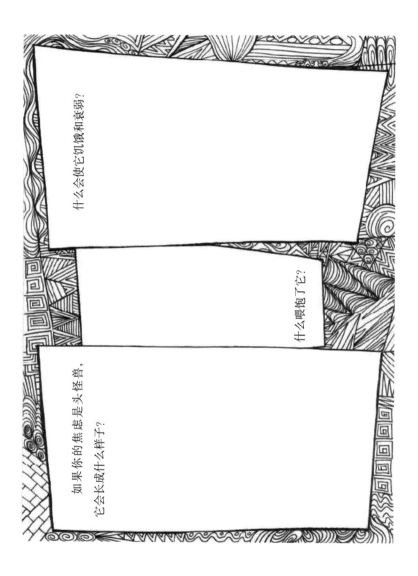

什么会使它饥饿和衰弱？

什么喂饱了它？

如果你的焦虑是头怪兽，它会长成什么样子？

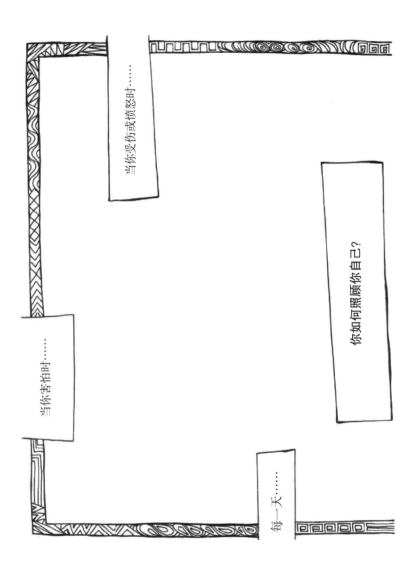

当你受伤或愤怒时……

你如何照顾你自己?

当你害怕时……

每一天……

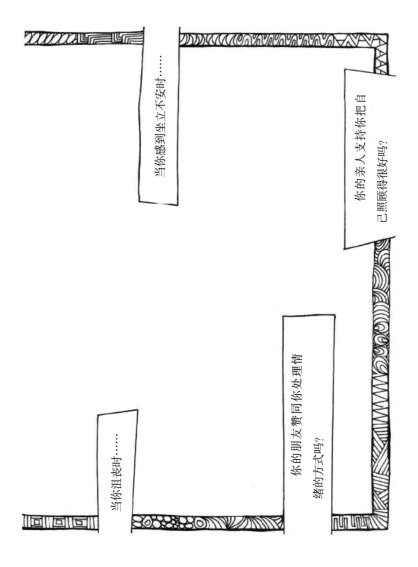

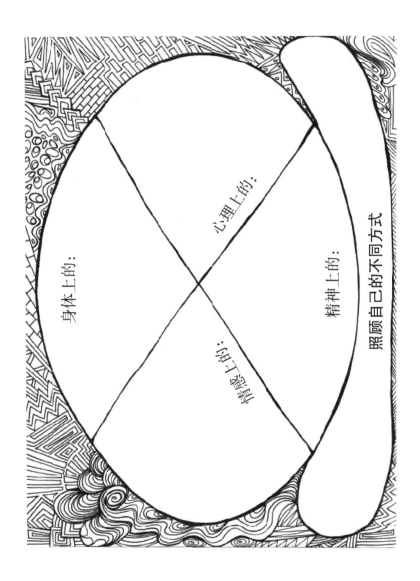

身体上的：

心理上的：

情感上的：

精神上的：

照顾自己的不同方式

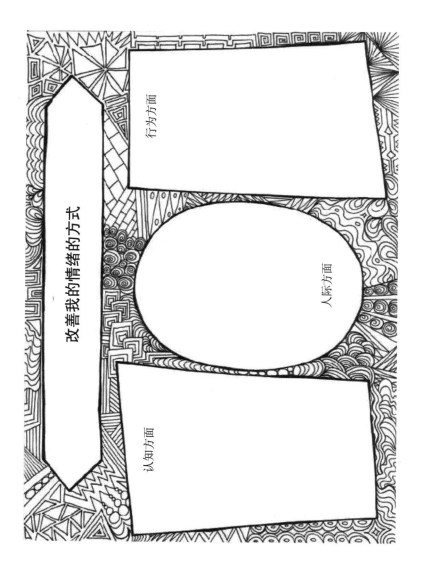

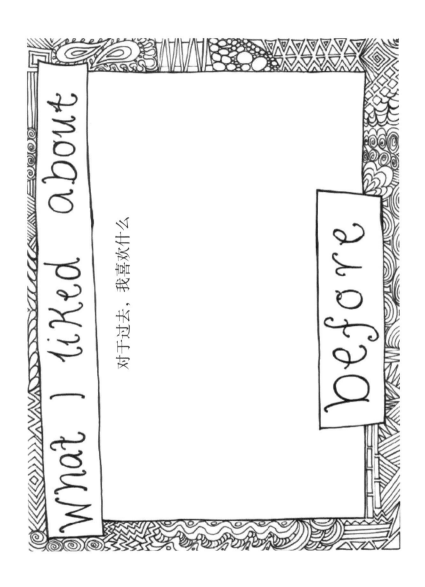

对于过去，我喜欢什么

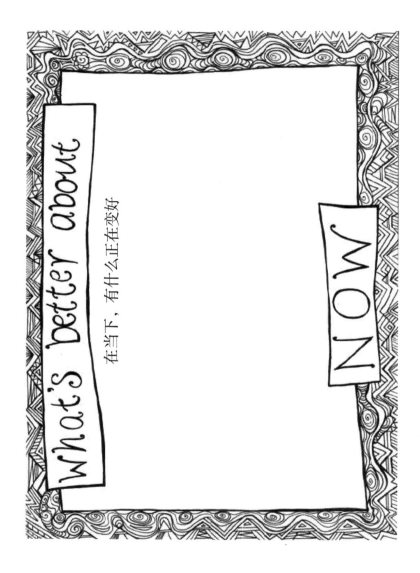

What's better about 在当下，有什么正在变好 NOW

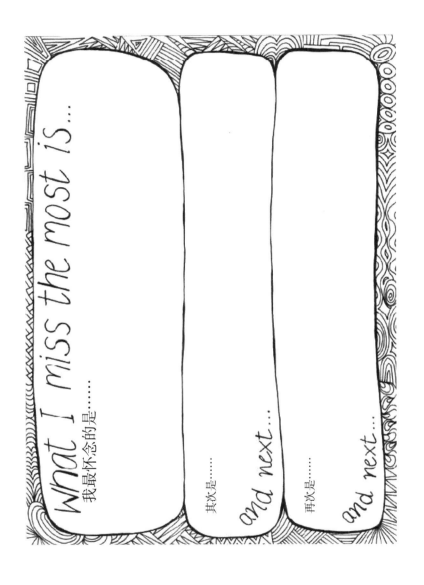

3

反思、问题解决及设定目标

反思及问题解决

我们会以不同的方式解决各自的问题。一些人主要依靠自己的直觉进行决策，另一些人则倾向于分析，并且更加信任自己的逻辑，还有一些人会将两者结合使用。解决问题所耗费的时间也因人而异。例如，相比那些没完没了反复担忧的人，青少年更容易不由自主地冲动行事。

本章的这些练习，旨在帮助来访者聚焦在理解自己的问题解决方式上。最开始的练习可帮助来访者反思自己的过往经历，包括思考自己旧有的决策方式会带来怎样的结果。在开始探索自己未来的生活之前，更好地理解这些模式会有所助益。这一过程包括帮助来访者确定需要执行哪些措施和改变，以实现他们的目标。

通过艺术创作的方式进行探索可以激发更多的创造性思维，从而产生新的、有见地的想法。贝蒂·艾德华发现，这能刺激我们大脑的右半球。她在《像艺术家一样思考》中提到绘画引发的刺激是怎样提供新的见解和全新的问题解决方法的。她指出："通过新的思维方式以及利用整个大脑能力的新方法，可以找到个人或专业问题的创造性的解决方案。"

设定目标

低自尊和对自身能力不信任的核心信念可能对目标设定的现实性和可行性造成负面影响。如果我们的自信水平很低，则会难以接受失败，因此我们更可能设定较低的目标，然而这些目标事实上并不能反映出我们的能力。相反，另外一些人可能会设定过高的目标，这样未能实现目标就证明了他们的核心信念是正确的——他们"不够好"或者是失败的。

我们自己和我们所持有的信念通常会成为我们实现梦想的障碍。本章练习的后半部分，主要用于确定我们的目标、我们的抱负和梦想，以及我们可能会遇到的障碍。思考什么人和什么事物鼓舞了我们，对于激发动机至关重要。将这些目标分解成较小的部分同样会很有帮助，这样来访者就不会因自己的理想过于远大而思虑过重、不战而溃。

当我们为自己和我们的成就感到自豪时，可以极大地增进情绪健康。在治疗中用一些时间反思我们曾经的选择，并明确我们对未来的期望，将在我们获得成就的旅程中起到至关重要的作用。

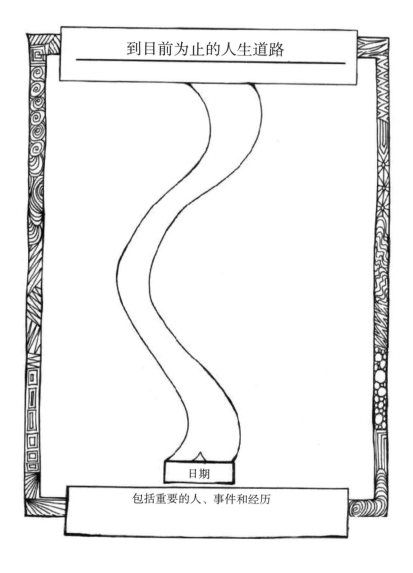

到目前为止的人生道路

日期

包括重要的人、事件和经历

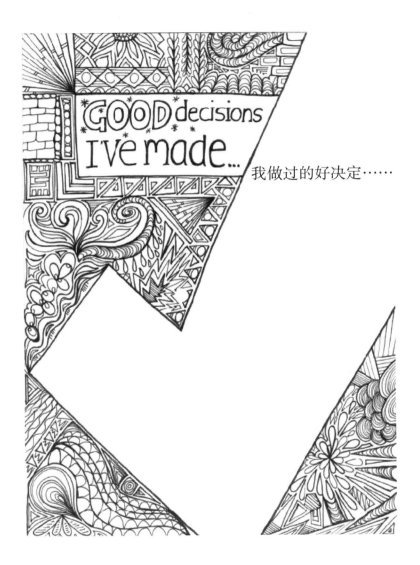

我做过的好决定……

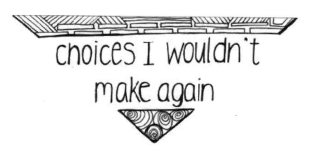

我不会再次做出的选择

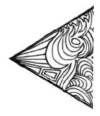

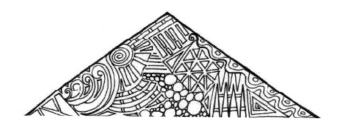

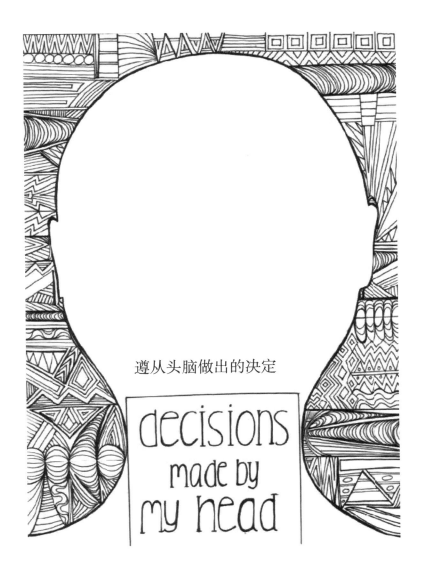

遵从头脑做出的决定

decisions
made by
my head

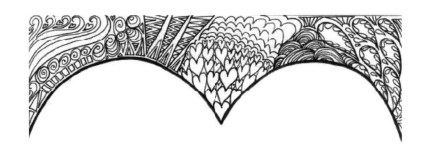

遵从本心做出的决定

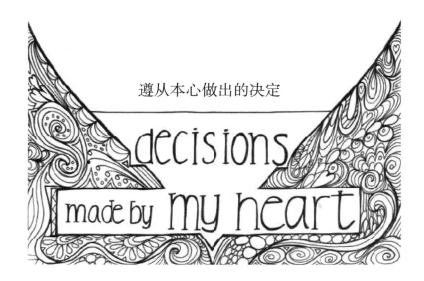

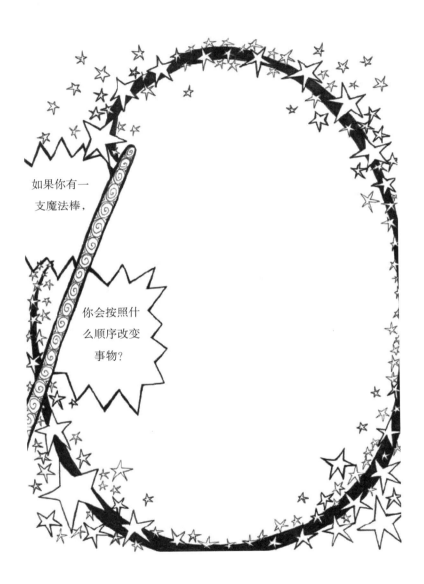

如果你有一支魔法棒，

你会按照什么顺序改变事物？

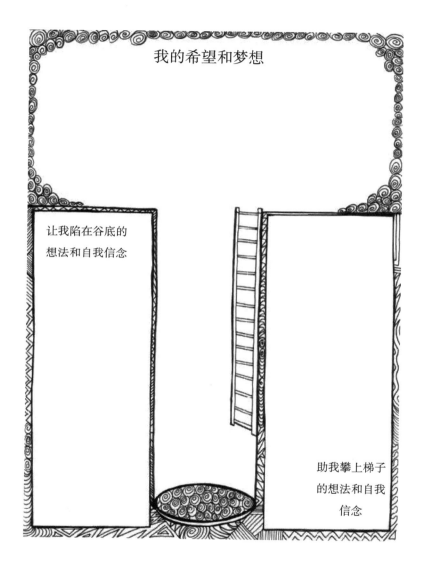

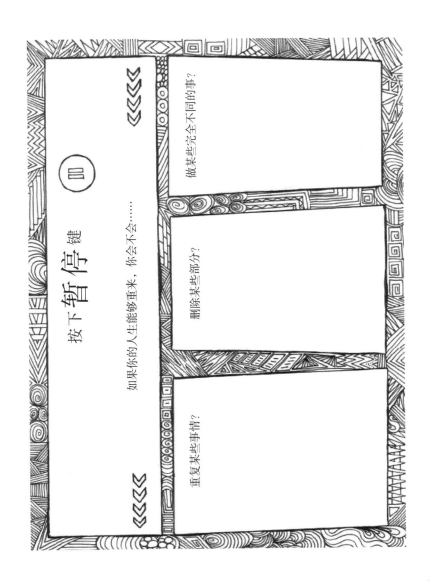

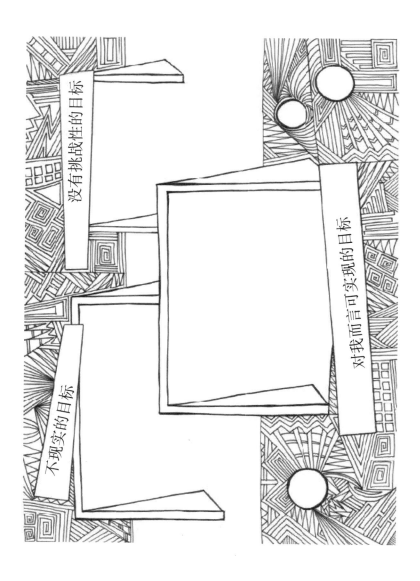

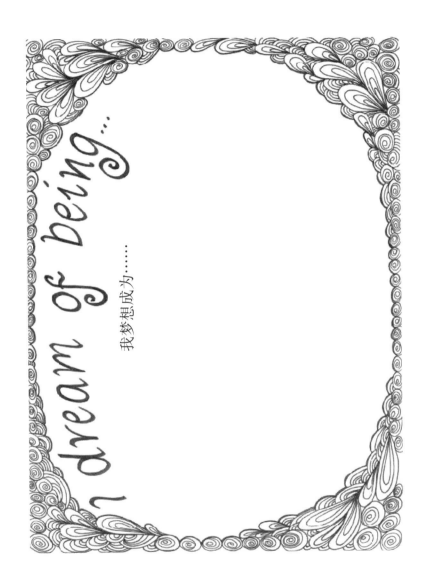

I dream of being...

我梦想成为……

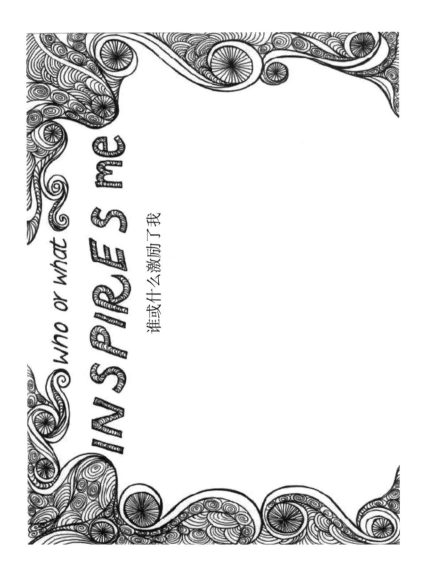

who or what INSPIRES me

谁或什么激励了我

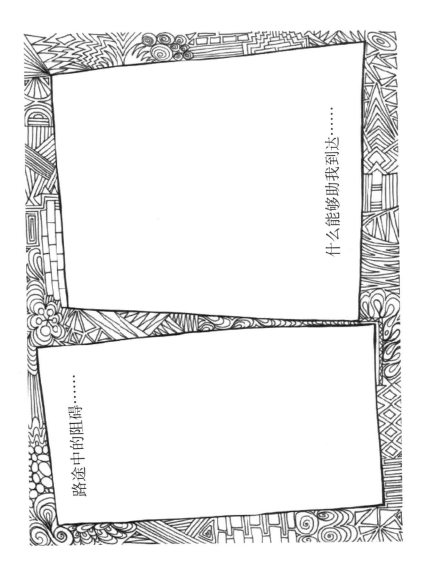

什么能够助我到达……

路途中的阻碍……

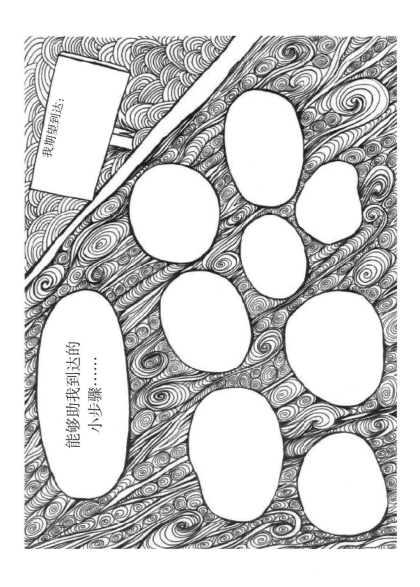

4

字母图

　　创造性活动以缓解压力而闻名，而且其解压作用在使用颜色和图案时能进一步增强。我喜欢为我的来访者绘制这些字母，让他们能够享受在其中涂色的过程。这些字母可以用于涂色，也可以剪下来，拼在一起组成单词、名字或姓名的缩写。我发现，给来访者（特别是年轻群体）一系列能够拼出他们名字的字母，是对自我感知和自尊建立工作的极好拓展。

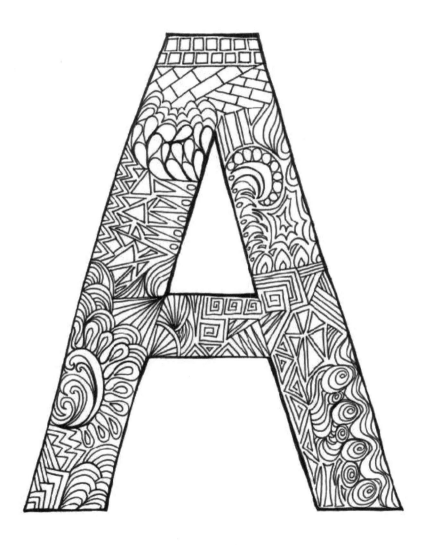

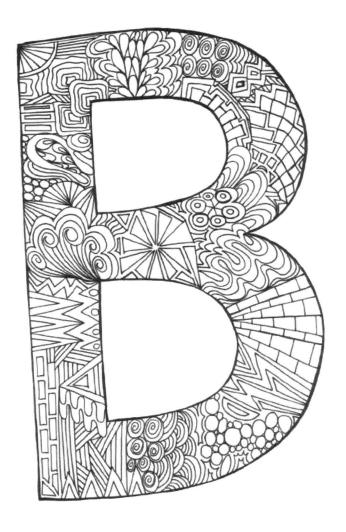

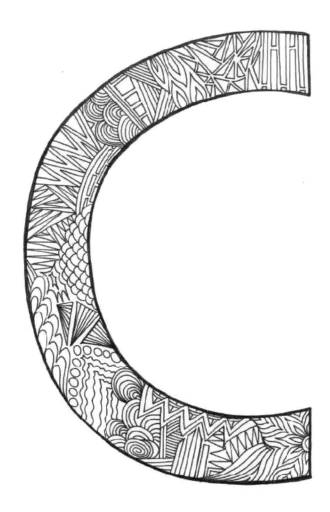

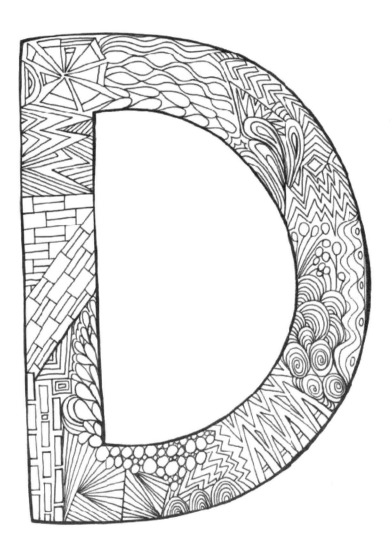

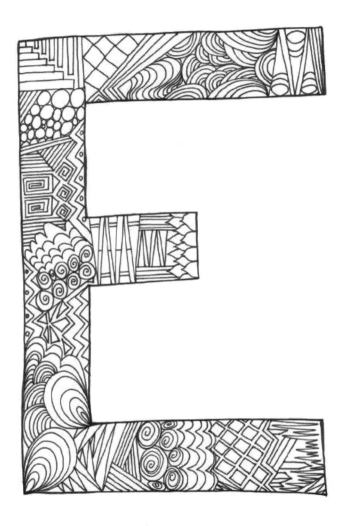

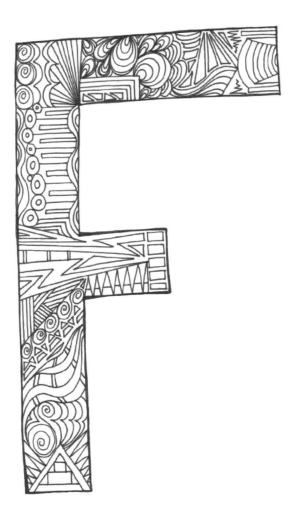

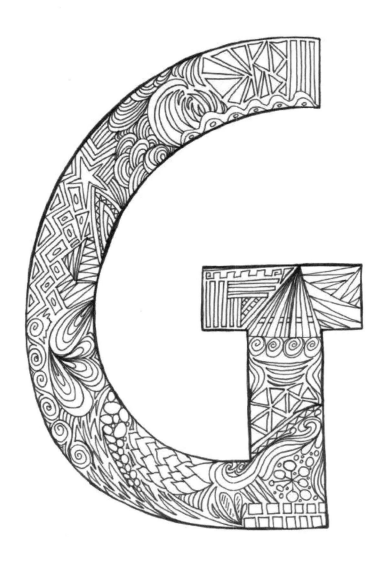

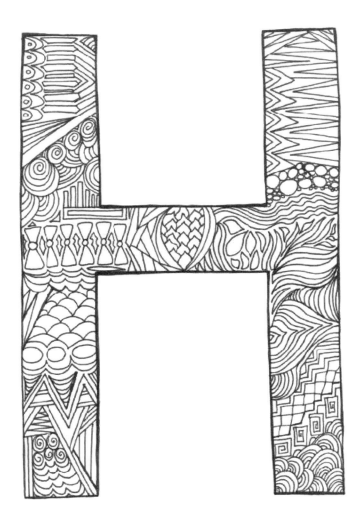

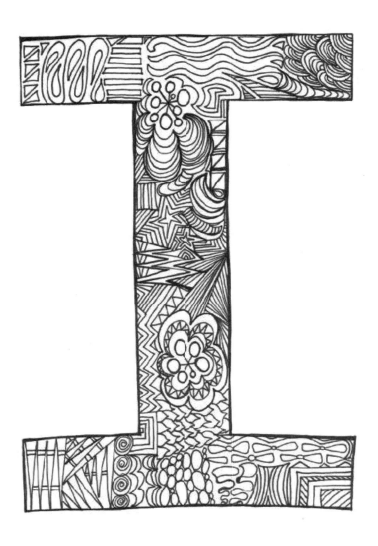

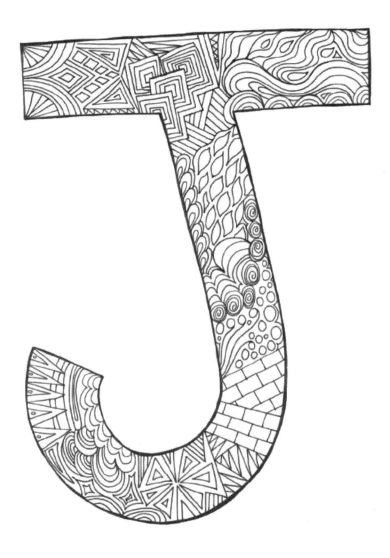

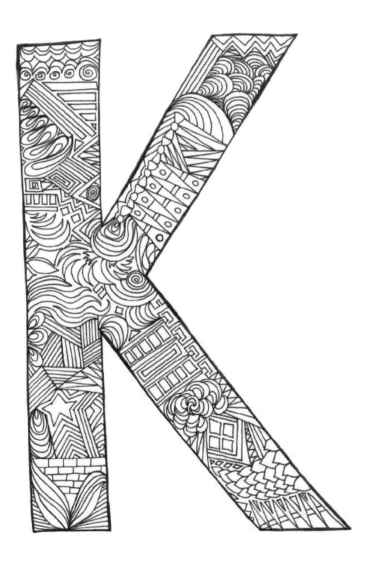

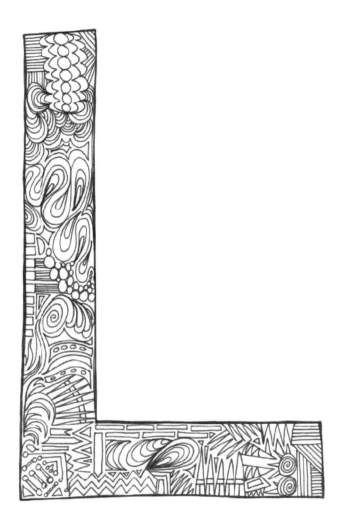

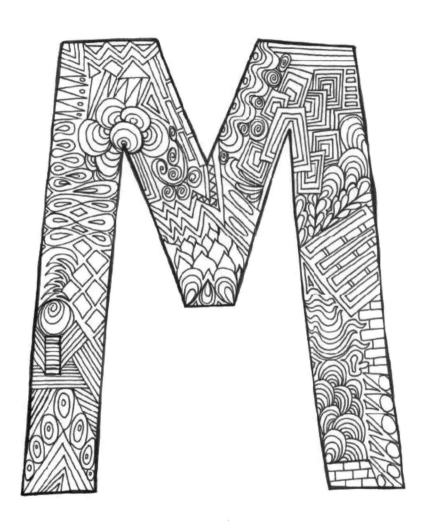

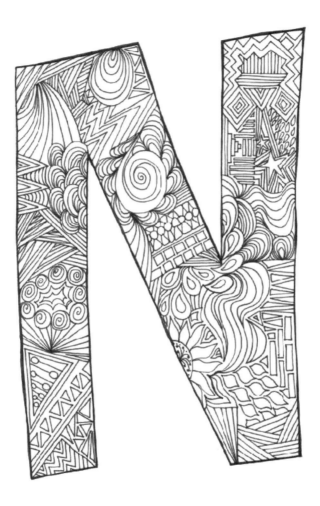

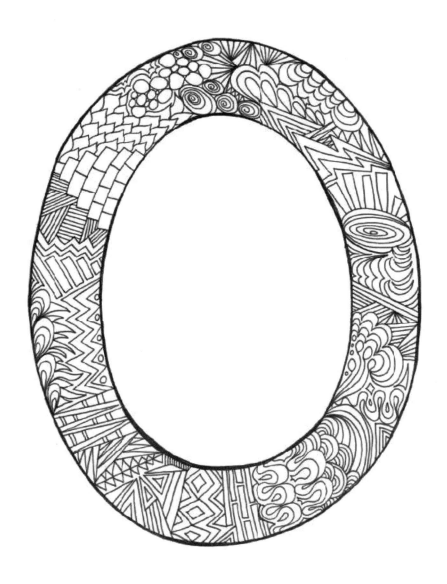

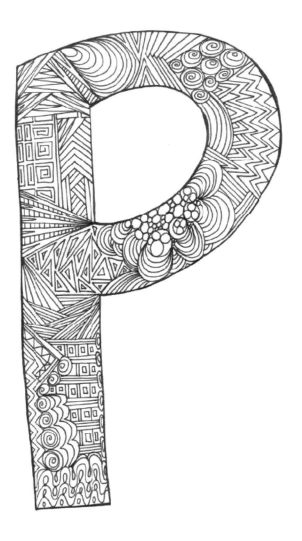

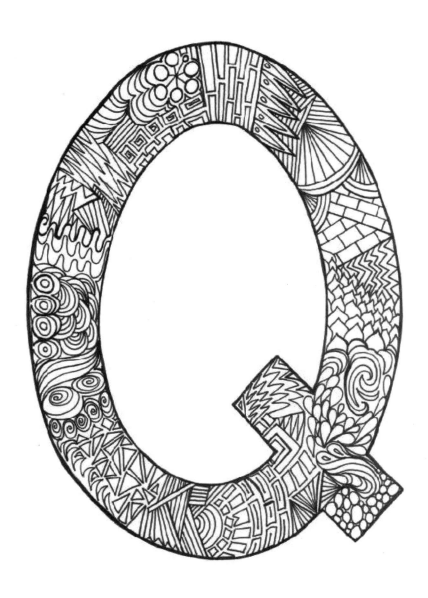

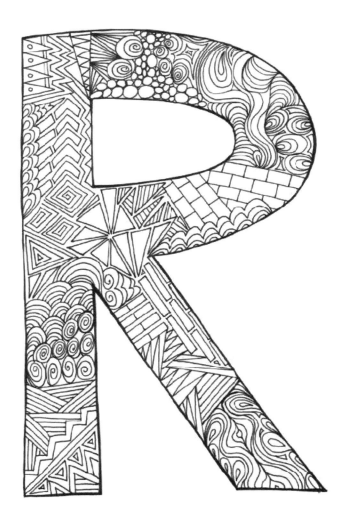

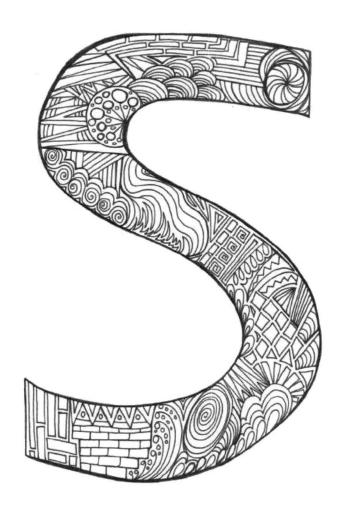

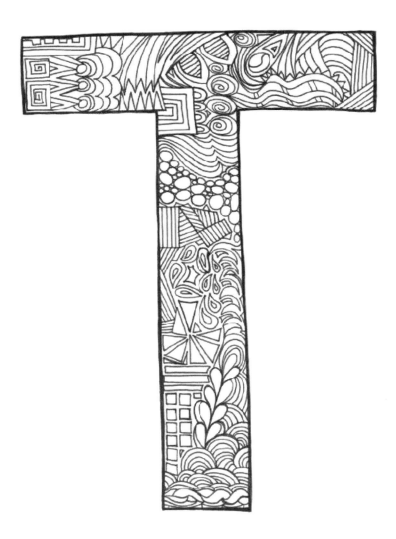

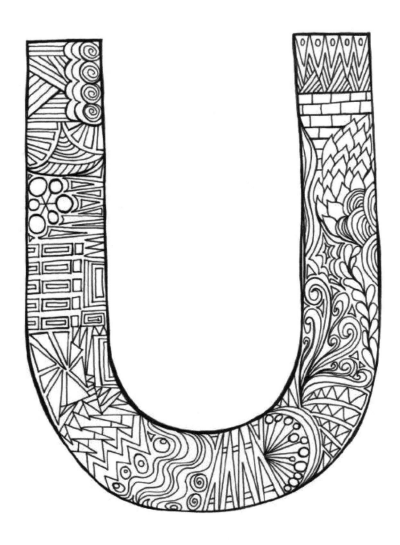

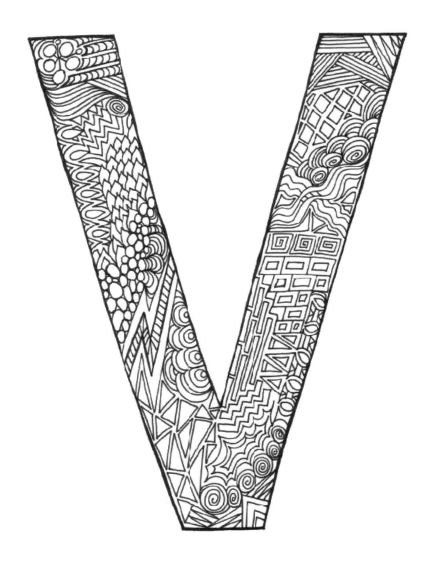

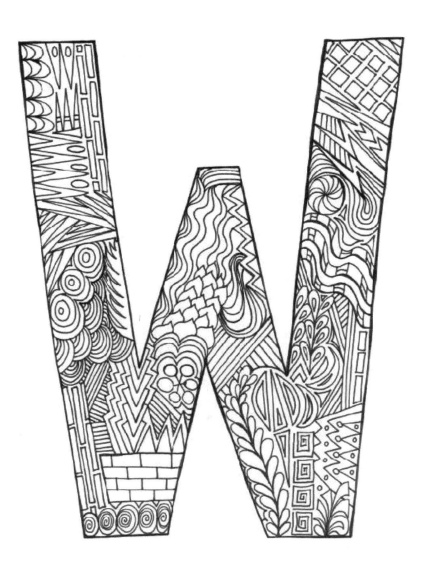

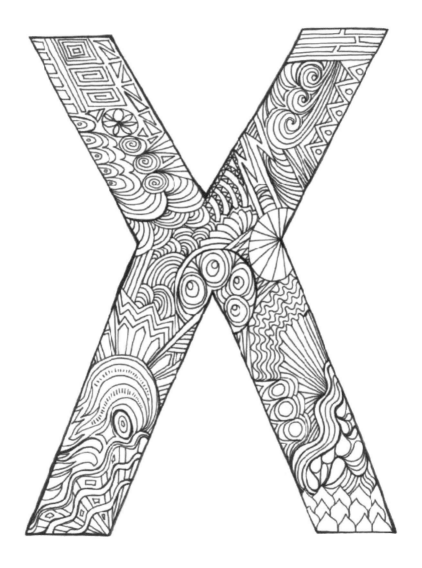

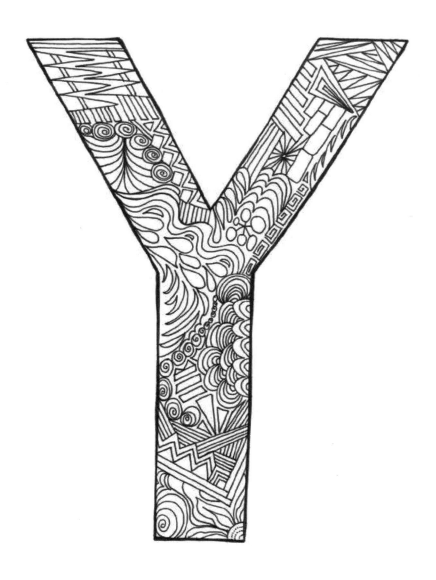

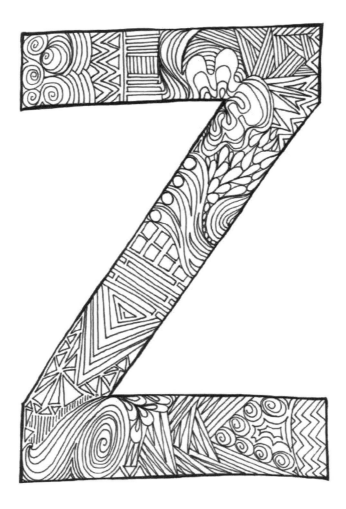

5

曼陀罗

本章中的各种图案设计的灵感来自曼陀罗的象征属性，"曼陀罗"一词译自古梵文，大意为"圆"。在印度教和佛教中，曼陀罗都是精神和仪式的符号，代表着宇宙及万物。美洲原住民将它们用于治疗仪式中，当然它们也可以用作冥想的工具。

卡尔·荣格将曼陀罗用于来访者的个人成长以及治疗中。他将曼陀罗视为我们的复杂性和内心世界的表征，并相信在创建曼陀罗的过程中人们可以发生改变，将一些潜意识中的想法带入意识中。荣格在其所著的《曼陀罗的象征主义》（*Mandala Symbolism*）一书中指出："大多数曼陀罗具有一种直觉的、非理性的特征，并通过其象征性的内容对潜意识产生一种逆向影响。"他认为，这种象征意义可延伸出去，囊括我们作为个体的全部。

其他人认为，曼陀罗圆形的本质将我们与世界以及周围的人们联系在一起。洛里·贝利·坎宁安（Lori Bailey Cunningham）著有一本很美的书《曼陀罗书：宇宙的模式》

（*The Mandala Book: Patterns of the Universe*）。她写道："了解曼陀罗就是在觉察我们周围正在发生的事情，正是这种意识帮助我们看清我们与世界以及彼此之间的联系。"

很多书都记录了曼陀罗在历史中的使用情况，其中一些也提供实践教程，帮助人们创作出属于自己的曼陀罗，例如苏珊娜·F. 芬彻（Susanne F. Fincher）撰写的《创作曼陀罗：洞察力、疗愈和自我表达》（*Creating Mandalas: For Insight, Healing, and Self-Expression*）。另一些书，如安妮克·哈伊泽（Anneke Huyser）所著的《发现内在自我的曼陀罗手册》（*Mandala Workbook for Inner Self Discovery*）则专注于康复和个人成长。还有一些书将练习手册和冥想相结合，作为配套资源提供。如果你想获得更多的艺术灵感，可以参考《禅曼陀罗：受禅绕画启发的圣圈》（*Zen Mandalas: Sacred Circles Inspired by Zentangle*）一书，其作者苏珊娜·麦克尼尔（Suzanne McNeill）在书中将现代曼陀罗和设计技巧融为一体。

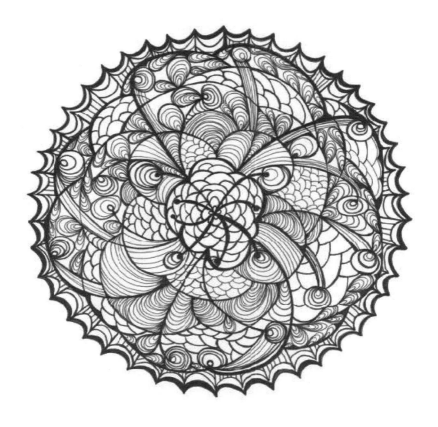

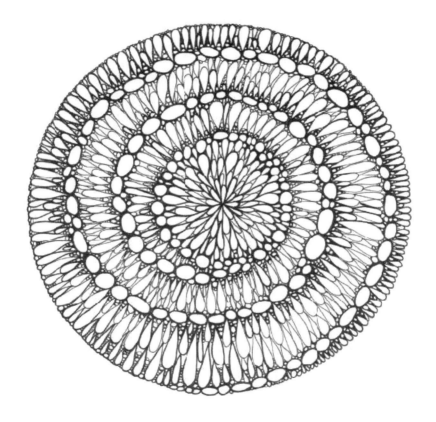

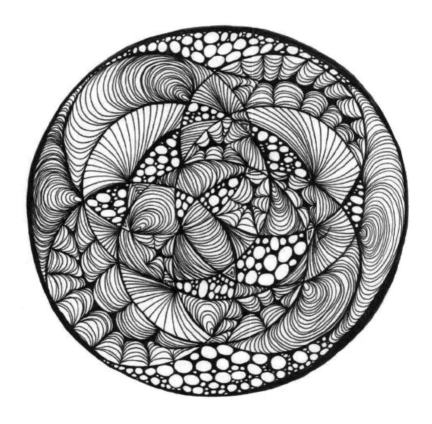

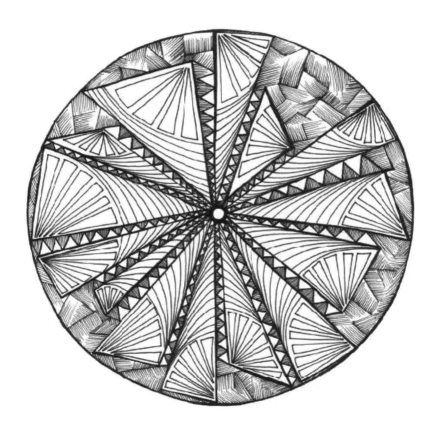

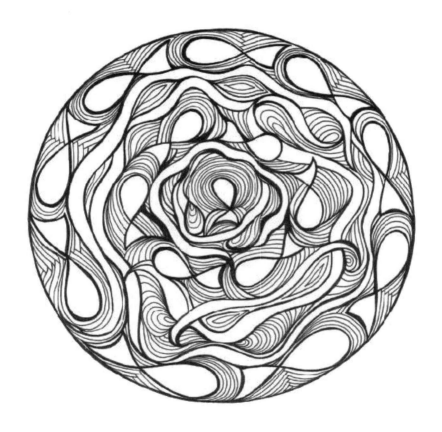

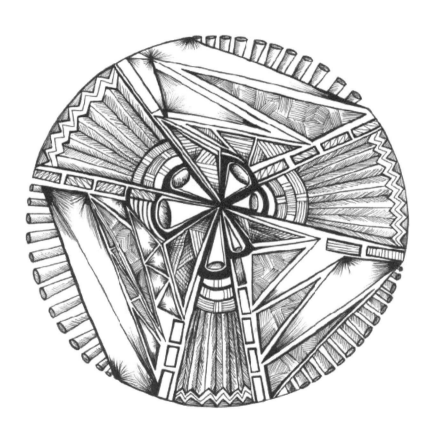

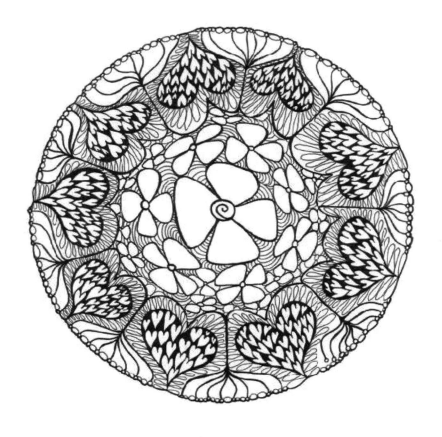

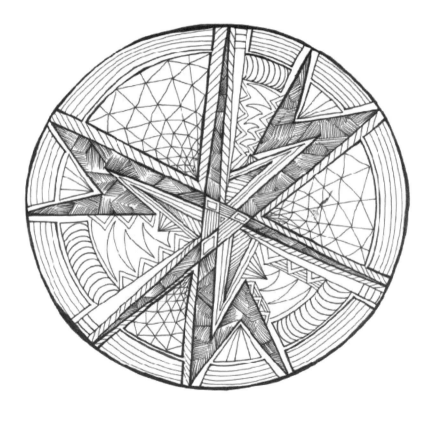

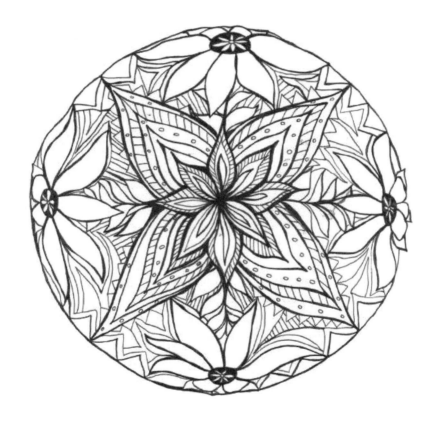

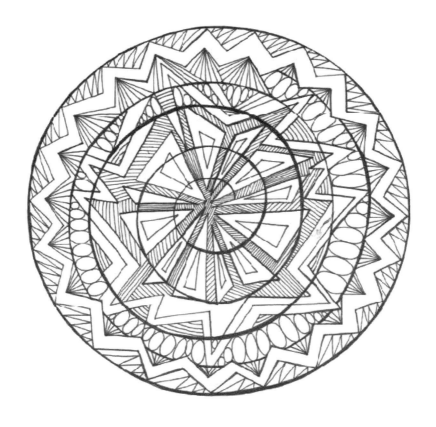

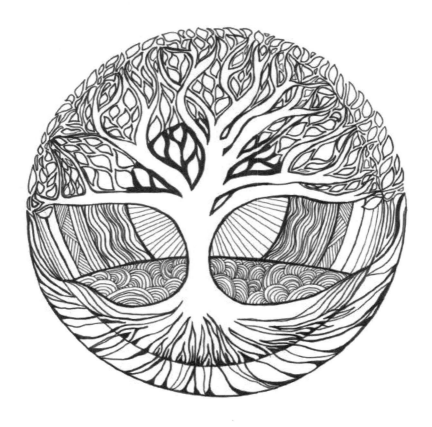

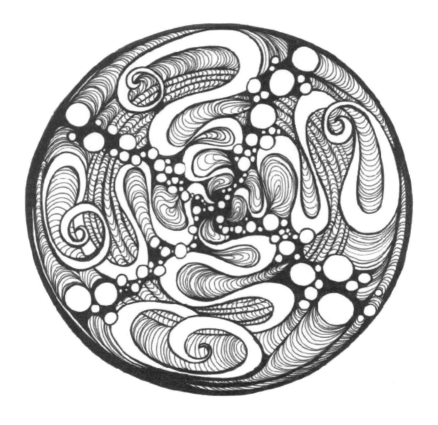

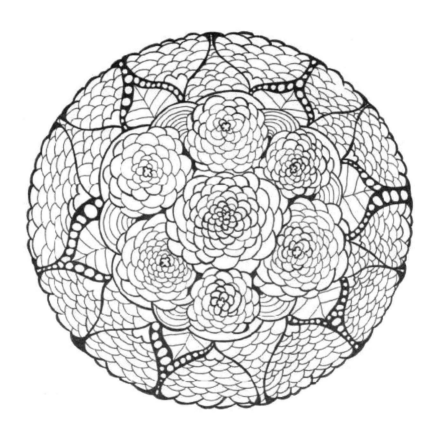

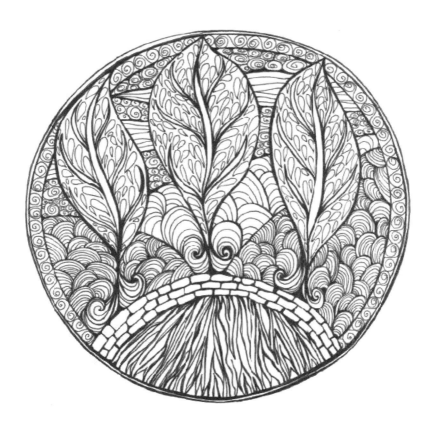

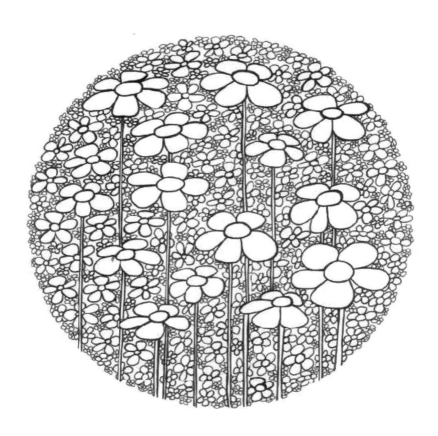

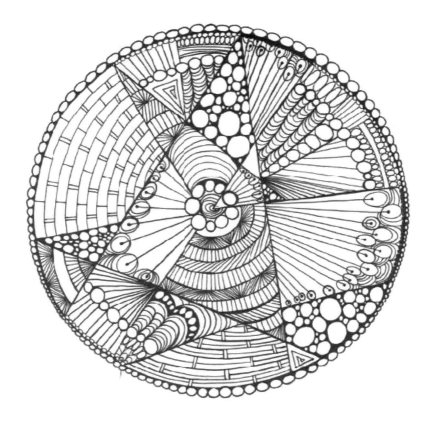

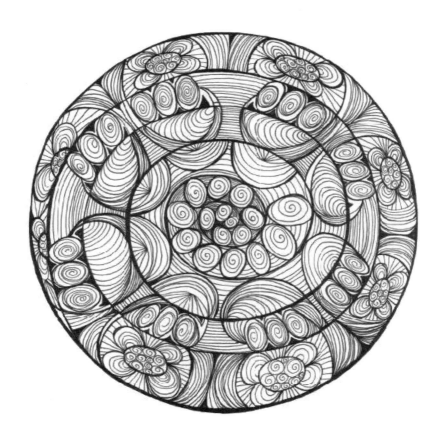

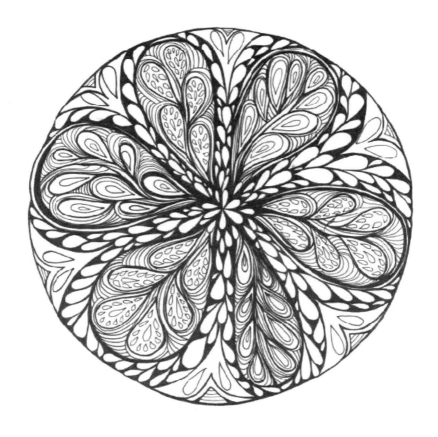

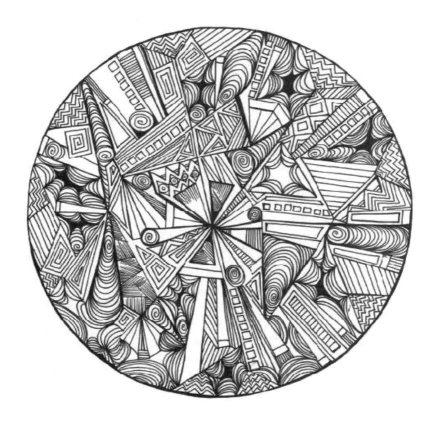

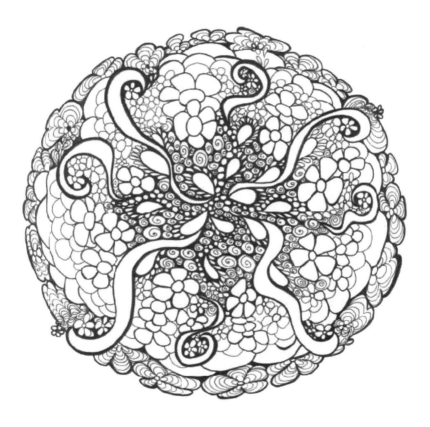

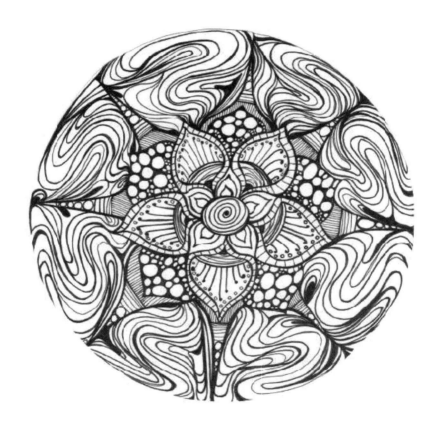

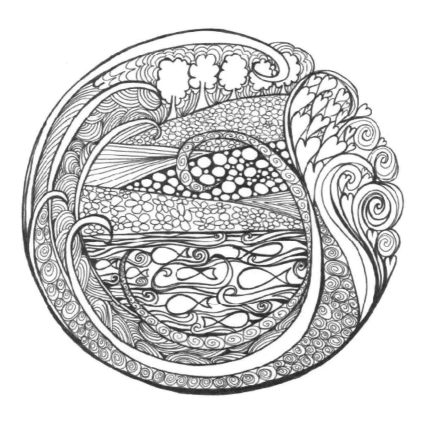

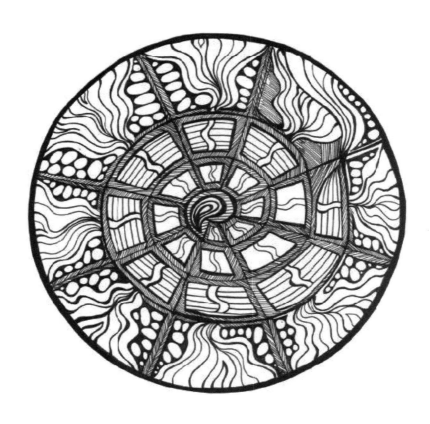

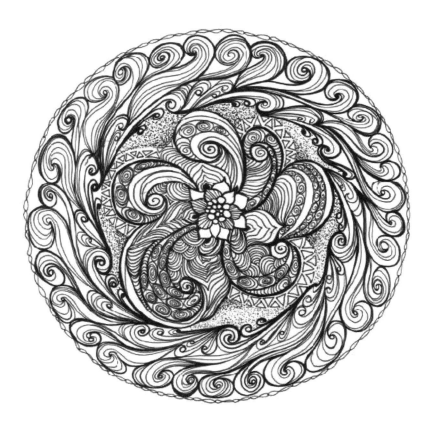

记录你的感受

The CBT Art Workbook for Coping with Depression
ISBN:978-1-78775-096-8
Copyright © 2020 by Jennifer Guest

The CBT Art Workbook for Coping with Anxiety
ISBN: 978-1-78775-012-8
Copyright © 2019 by Jennifer Guest

The CBT Art Workbook for Managing Anger
ISBN: 978-1-78775-100-2
Copyright © 2020 by Jennifer Guest

The CBT Art Workbook for Managing Stress
ISBN: 978-1-78775-098-2
Copyright © 2020 by Jennifer Guest

The CBT Art Activity Book : 100 Illustrated Handouts for Creative
Therapeutic Work
ISBN: 978-1-84905-665-6
Copyright © 2015 by Jennifer Guest

作者简介

珍妮弗・格斯特（Jennifer Guest）

英国咨询师和心理治疗师协会认证会员，拥有艺术和设计的荣誉学位，从事临床治疗工作已有14年，在英格兰北部地区的多个咨询中心和学校为成年人、夫妻和年轻人提供咨询服务。在咨询工作之外，格斯特还对绘画和涂鸦充满了热情，因此她也把自己对艺术的热爱与治疗工作结合，开发出本书中极具特色的艺术疗愈练习。

译者简介

王建平

北京师范大学心理学部教授、博士生导师；北京师范大学心理学部临床与咨询心理学院副院长（2020—），中国心理卫生协会认知行为治疗（CBT）专业委员会副主任委员（2015—），中国心理学会临床心理学注册工作委员会第四届常委。首都医科大学临床心理学系副主任（2007—2017），中国抗癌协会心理社会肿瘤学专业委员会第一届副主任委员（2006），北师大"心理咨询与研究中心"创始人（2002）。中国首批临床心理学注册督导师、创伤治疗师（2007）；美国认知治疗学院（ACT）Fellow（2015—）以及认证CBT治疗师（2013—），美国贝克CBT研究所（Beck Institute of CBT）国际顾问委员会委员（2019—）。

尤芊淳

本科毕业于天津师范大学应用心理学专业，硕士毕业于英国格拉斯哥大学全球心理健康专业。毕业后从事英语教学及国际心理学科教学工作。